パーキンソン病
発症機序に基づく治療

順天堂大学名誉教授 **水野美邦** [著]

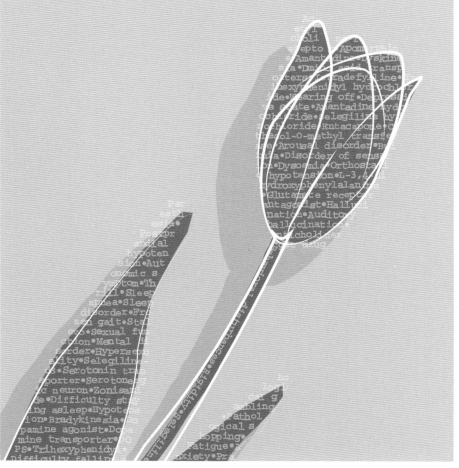

中外医学社

緒　言

　本書を上梓したのは現状でのパーキンソン病の治療法が自分のなかで大体かたまってきたからである．iPS 細胞は多くの期待を寄せられながらまだ実用化のめどは立たず，深部脳刺激療法も一部の症例では良いが，大部分の症例には使いにくい．それは患者さんの側からみれば，脳を手術することへの恐れであることが多い．医者の目からみても，十分内科的治療を行わずに手術されてしまっている症例が少なくない．手術は多くの例で約 10 年は効果があるが，その間にも，声が小さくなり何を言っているのかわからない，前ほどではないにしてもウェアリングオフやジスキネジアが出てくる，さらに稀ではあるが認知症を起こしたとみられる症例や，手術をしても少しも良くならない症例にまで手術をされている．このような現実をみるとやはり薬物治療が優先されるべきで，しかもできるだけ症状をとる方向での治療が望ましい．

　パーキンソン病の治療には種々の薬物が使用されているが，そのなかで L-ドーパはパーキンソン病症状に最も有効であり，いつまでも効き，副作用も少ない．減少しているドパミンを補うので，最も理にかなった治療である．たくさんの抗パーキンソン病薬のなかで最も有効な薬である．ただ血中濃度の有効時間が約 3 時間と短いのが難点であるが，最初はドパミンの再利用機構が残っているので，ウェアリングオフは出てこない．しかし，L-ドーパを使用し始めて 5 年も経つとそろそろウェアリングオフが出てくる．その間にもドパミンニューロンの変性が進むために再利用機構がだんだん失われてウェアリングオフが出てくるので，L-ドーパの副作用というよりは，病気の進行による薬理的な現象とみたほうがよい．ウェアリングオフに少し遅れて出てくるジスキネジアも，シナプスに放出されたドパミンがドパミン再取り込み部位のないセロトニンニューロンの中などで，脱炭酸されて放出されるためではないかと考える．

　このように考えるとパーキンソン病の治療においては L-ドーパをいかに上手に使うかが患者さんの幸せにつながっていると思う．最初は毎食後に 100 mg ずつでよいが，ウェアリングオフが出てくると，効いている時間に合わせて飲むことが大切になってくる．ウェアリングオフにやや遅れてジスキネジア

が出現するが，これもドパミントランスポーターがないセロトニンニューロンなどで，L-ドーパが脱炭酸されたために，シナプス間隙に放出されたドパミンがドパミントランスポーターで取り込まれないため，一過性にシナプス間隙に放出されたドパミンが過剰となって出現すると考えられる．すなわち薬理的現象である．したがって，ジスキネジアが出始めたら，できるだけL-ドーパ服用量を少なくして，飲む回数を増やすしかない．

　このような方針で患者さんを治療してきて，最初のときから数えると45年にもなる．最初の頃は紆余曲折もあったが，ここ20年くらいは上記の方針で治療を行っている．その成績を残すことは重要と考え，本書の上梓を思い立った．第1章は自験例498例の治療成績である．意外にジスキネジアの頻度が低かった．これは手前味噌ではあるが，その都度ジスキネジアの出る機序を考えて治療をしてきた結果ではないかと思う．なお本稿での統計処理については，富山大学院医学薬学研究部バイオ統計学・臨床疫学教室の折笠秀樹教授に多大なお世話になった．ここに深甚の謝意を表する次第である．

　第2章は，第1章の結果を踏まえ，パーキンソン病患者さんの治療を進めるうえで大切と思われることを自由に書かせていただいた．基本は各自にあったL-ドーパ製剤の飲み方を探すという点である．パーキンソン病には経過があり，それに従ってL-ドーパ製剤の服用量または服用回数を少しずつ増やしていかねばならない．殊にジスキネジアが出てからは，L-ドーパ以外の抗パーキンソン病薬は塩酸アマンタジンを除きすべてジスキネジアを悪化させる可能性があるものと考える必要がある．

　第3章は，抗パーキンソン病薬の現状として，主な文献のレビューを行った．これは各抗パーキンソン病薬が，国際的にどういう評価を受けているかを自分で知りたかったことが一因として挙げられる．ここにはたくさんの二重盲検試験を紹介することになったが，対象薬が，対照薬より良い結果になっているものが多い．これは実際その薬を使用した経験とは合わないことが多い．それは1つには，二重盲検試験に選ばれる症例は，典型的な例が多いことによるのではないかと思う．実際の診療では数々の非典型例も対象としなければならない．

　パーキンソン病の患者さんは少しでも良い治療を求めて，iPS細胞や遺伝子治療などの情報を求めるが，L-ドーパ治療が最も理にかなった治療法であることを伝えることが大切である．それに従って患者さんの変わりゆく反応を受け

止め，治療にも少しずつ変化をもたせることが重要である．本書が，皆さまの外来診療の少しでも助けになれば望外の幸である．

　　2016 年 11 月吉日

水 野 美 邦

目 次

1 自験 498 例の長期成績 ·· 1

はじめに ··· 2
方法 ··· 4

1　パーキンソン病の診断 ·· 4
2　初診時の対応 ·· 4
3　薬物治療の原則 ··· 4
4　運動症状に対する薬物治療の原則 ··· 5

> A. L-ドーパ製剤　5　　B. ドパミンアゴニスト　8　　C. 塩酸セレギリン　9　　D. 抗コリン薬　9　　E. エンタカポン　9　　F. ゾニサミド　10　　G. イストラデフィリン　10　H. アマンタジン塩酸塩　10　　I. ドプス®　10

5　非運動症状に対する治療 ·· 10

> A. 自律神経症状　11　　B. 感覚障害　13　　C. 睡眠障害　13　　D. 覚醒障害　14　　E. 不安状態　14　　F. 鬱状態　15　　G. 疲労　15　　H. 行動抑制障害　15　　I. 精神症状　16　　J. 認知症　17

6　各症状の半定量的解析 ·· 17
7　推計学的検討 ·· 18

結果 ··· 19

1　総数 ·· 19
2　多変量解析の結果 ·· 19

> A. Hoehn & Yahr 重症度　19　　B. 調査時の振戦，固縮，動作緩慢，歩行障害，後方突進　20　　C. 調査時のウェアリングオフ，ジスキネジア　21　　D. すくみ足，幻覚，認知症　24

 3 発症からの年数別解析 ·· 25

> A. 症例数，男女比，経過年数　25　　B. 初発症状　25　　C. Hoehn & Yahr 重症度　28　　D. L-ドーパ使用量　30　　E. L-ドーパ製剤を服用していなかった症例　32　　F. ドパミンアゴニストの使用量　32　　G. L-ドーパ製剤，ドパミンアゴニスト以外の抗パーキンソン病の服用者　33　　H. 調査時点での各症状　36　　I. 動作緩慢，歩行障害，後方突進についての発症年度別の重症度　38　　J. ウェアリングオフ，ジスキネジア，すくみ足，幻覚，認知症　40　　K. ウェアリングオフ，ジスキネジアの発症からの年数別の重症度　42

 4 発症年齢別解析 ·· 45

> A. 発症年齢別症例数　45　　B. 発症年齢別初発症状　45　　C. 発症年齢別 Hoehn & Yahr 重症度　46　　D. 発症年齢別 L-ドーパの投与量，投与回数　47　　E. 発症年齢別ドパミンアゴニストの使用状況　47　　F. 発症年齢別 L-ドーパ，ドパミンアゴニスト以外の併用薬の使用状況　47　　G. 発症年齢別各症状の出現頻度と各症状の重症度　50　　H. 発症年齢別動作緩慢，歩行障害，後方突進の重症度分布　51　　I. 発症年齢別に見たウェアリングオフとジスキネジア　54　　J. 発症年齢別にみたすくみ足，幻覚，認知症　57

考察 ·· 58

まとめ ·· 68

 文献 ·· 68

2 発症機序に基づく治療の進め方 ……… 71

運動症状に対する治療の進め方 ……… 72

 1 治療の進め方基本 ……… 72
 2 不安の解消 ……… 72
 3 パーキンソン病の原因 ……… 73
 4 初期の治療，何を使うか ……… 73
 5 L-ドーパ製剤の用量 ……… 75
 6 L-ドーパ製剤の飲み方の変更―食前投与 ……… 76
 7 MAOB 阻害薬またはドパミンアゴニストで治療を始める場合 ……… 78
 8 それ以外の薬物で治療を始める場合 ……… 78
 9 L-ドーパの効果不十分 ……… 79
 10 ウェアリングオフとジスキネジアの発現機序 ……… 80
 11 ウェアリングオフの治療：L-ドーパ製剤の頻回投与 ……… 82
 12 ウェアリングオフの治療：他の薬物を併用する場合 ……… 83
 13 ジスキネジアが出た場合の処置 ……… 85
 14 すくみ足が出た場合の対応 ……… 86

非運動症状に対する治療の進め方 ……… 87

 1 自律神経症状 ……… 87

> A. 便秘　87　　B. 夜間頻尿　88　　C. 性機能　88　　D. 起立性低血圧・低血圧　88　　E. 食餌性低血圧　89　　F. むくみ　89　　G. 発汗　89

 2 感覚障害 ……… 90

> A. 嗅覚障害　90　　B. 痛み・しびれ　90

 3 睡眠障害 ……… 91

> A. 入眠障害, 中途覚醒 91　　B. むずむず脚症候群 91
> C. REM 睡眠行動障害（RBD） 91　　D. 睡眠時無呼吸 92

4　覚醒障害 ………………………………………………………………… 92
5　不安状態 ………………………………………………………………… 93
6　鬱状態 …………………………………………………………………… 93
7　疲労 ……………………………………………………………………… 94
8　行動抑制障害 …………………………………………………………… 94

> A. 病的賭博 94　　B. 病的買い物 94　　C. 病的食欲亢進 94　　D. 性欲亢進 95　　E. 薬物濫用 95　　F. punding 95

9　精神症状 ………………………………………………………………… 95

> A. 幻覚 95　　B. 妄想 96　　C. 興奮・乱暴行為・錯乱・精神症 96

10　認知症 ………………………………………………………………… 96

日常生活での注意 ……………………………………………………… 97

1　家に帰ると急に引きずり歩行になる ………………………………… 97
2　1日10分歩く練習をする ……………………………………………… 97
3　2つのことを同時にやると転倒することがある …………………… 98
4　パーキンソン病ではやっていけないことはない …………………… 98
5　外に見聞にでかけよう ………………………………………………… 98
　　文献 …………………………………………………………………… 99

3 パーキンソン病治療薬の現状 107

L-ドーパ 108

A. ウェアリングオフ・ジスキネジア　109　B. 幻覚　110　C. 薬物濫用と punding　110　D. 精神症　111　E. 長時間作用型 L-ドーパの開発　111　F. 空腸内 L-ドーパ注入　112

文献 114

抗コリン薬 117

A. 抗コリン薬の役割　117　B. 線条体アセチルコリン性ニューロン　118　C. ドパミンニューロン障害時の線条体アセチルコリンニューロン　118　D. Meynert 核と大脳皮質のアセチルコリンニューロン　122　E. アセチルコリン受容体ブロッカーの認知機能への影響　123　F. アセチルコリン受容体ブロッカーのパーキンソン病への効果　125　G. アセチルコリン受容体ブロッカーの副作用　128　H. 抗コリン薬使用に関する私見　129

文献 129

モノアミン酸化酵素 B 阻害薬 135

1　セレギリン塩酸塩 135

A. L-ドーパ未使用例に対する効果　135　B. L-ドーパ使用例に対する効果　136　C. 維持量の問題　138　D. セレギリンと死亡率　139　E. すくみ足に対する効果　139　F. 認知機能に関する影響　140　G. 血圧に対する影響　140　H. 選択的セロトニン再取り込み抑制薬（SSRI）との併

v

　　　　　　　用　141　　I．カテコール-O-メチルトランスフェラーゼ阻害
　　　　　　　薬との併用　141　　J．セレギリンと核医学　141　　K．セ
　　　　　　　レギリンと血小板ミトコンドリア　141　　L．ザイディスセ
　　　　　　　レギリン　141　　M．パーキンソン病に対するセレギリン使
　　　　　　　用の私見　142

　　　2　ラザベミド 142
　　　3　ラサギリン 142
　　　　　　　A．L-ドーパ未使用例に対する効果　142　　B．L-ドーパ使用
　　　　　　　例に対する効果　144　　C．非運動症状に対する効果　145

　　文献 145

ドパミンアゴニスト 152

　　　1　プラミペキソール 152
　　　　　　　A．L-ドーパ未使用例に対する効果　152　　B．L-ドーパ使用
　　　　　　　例に対する効果　153　　C．振戦に対する効果　154　　D．
　　　　　　　鬱状態に対する効果　155　　E．疲労に対する効果　155
　　　　　　　F．病的賭博に対する影響　156　　G．認知機能への影響
　　　　　　　156　　H．体重への影響　156　　I．線条体ドパミントラン
　　　　　　　スポーターへの影響　156　　J．L-ドーパ血中濃度への影響
　　　　　　　156　　K．他薬物からプラミペキソールへの変換　157
　　　　　　　L．進行を抑制する効果があるか？　157　　M．副作用　157
　　　　　　　N．プラミペキソールに関するまとめ　158

　　　2　ロピニロール 158
　　　　　　　A．L-ドーパ未使用例に対する効果　158　　B．L-ドーパ使用例
　　　　　　　に対する効果　160　　C．睡眠および早朝のオフ症状に対する
　　　　　　　効果　161　　D．血中濃度　161　　E．線条体フルオロドーパ
　　　　　　　取り込みに対する影響　161　　F．徐放錠への切り替え　161
　　　　　　　G．副作用　161　　H．ロピニロールに関するまとめ　162

3　ロチゴチン ·· 162

> A. L-ドーパ未使用例に対する効果　162　B. L-ドーパ使用例に対する効果　163　C. 睡眠と早朝のオフ症状に対する効果　164　D. 非運動症状への効果　165　E. 消化器系副作用に対する効果　165　F. 心機能への影響　165　G. 他薬物からの切り替え　165　H. 疾患の進行に影響を与える効果があるか？　165　I. ロチゴチンに関するまとめ　165

　　4　アポモルヒネ ·· 166

> A. オンオフ，ウェアリングオフに対する効果　166　B. 腰折れに対する効果　166　C. 血中濃度　167　D. 吸入用アポモルヒネ　167

　文献 ··· 167

アマンタジン塩酸塩 ·· 176

> A. 抗パーキンソン病効果　176　B. ジスキネジアに対する効果　177　C. すくみ足に対する効果　178　D. 衝動抑制障害に対する影響　179　E. 認知機能への影響　179　F. PETによる検討　179　G. 薬物動態　180　H. 作用機序　180　I. 副作用　181　J. アマンタジン塩酸塩に関するまとめ　182　K. その他のグルタメートアンタゴニスト　182

　文献 ··· 183

カテコール-O-メチル転移酵素阻害薬 ·· 188

　　1　エンタカポン ·· 188

> A. L-ドーパ血中濃度への影響　188　B. 臨床効果，ウェアリングオフのある症例　189　C. 臨床効果　ウェアリング

オフのない症例　190　　D. ジスキネジアに対する影響　191
　　E. その他の検討　192　　F. スタレボ®　193

2　その他のカテコール-*O*-メチル転移酵素阻害薬　193
文献　194

ゾニサミド　197

　　A. 臨床効果　197　　B. その他の作用　197　　C. まとめ 198　　D. まとめ　198

文献　199

イストラデフィリン　200

　　A. 作用機序　200　　B. ウェアリングオフのある症例への効果　200　　C. ウェアリングオフのない症例への効果　201

文献　202

サフィナミド　203

文献　204

まとめ　205

索引　206

1
自験 498 例の長期成績

はじめに	2
方法	4
結果	19
考察	58
まとめ	68

Chapter 1

自験 498 例の長期成績

はじめに

　この本を上梓しようと決心したのは，順天堂大学脳神経内科主任を退任後10年を経て，やっとパーキンソン病の治療方針がわかってきたような気がしたからである．しかし，個々の症例ではまだまだわからないことがたくさんある．多くの患者さんは外では比較的上手に歩けるが，家に帰るとすり足になってしまうということを訴える．患者さんには，外では転んではいけない，人の目も気になるということから，自然と適度に緊張しており，ドパミンもよく出るから上手に歩けるけれど，家に帰ると一遍に緊張がほどけてしまうので，ドパミンも出なくなり，足がすり足になってしまう，というような説明をしているが，本当にそうだろうか？　外を歩いているときと，家の中で歩いているときのドパミン受容体を比較したデータは私の知る限りではない．

　大多数の患者さんを初期の例，中期の例，後期の例と並べてみると，違いは明らかである．初期の患者さんはL-ドーパによく反応し，ウェアリングオフもジスキネジアもなく，症状がほとんどとれている患者さんもいる．中期の患者さん（発症後6〜10年くらい）をみると，そろそろウェアリングオフが現れ，オフのときでもその自覚はあるが，動けなくなることは少ない．ジスキネジアもあっても軽い．後期の患者さんになると，ウェアリングオフははっきりし，L-ドーパの効いている時間は，2〜3時間に短縮する．ジスキネジアに悩む患者さんもいる．このような経過をよく理解し，それぞれの患者さんの訴えをよく聴いてそれをできるだけ軽くしようとの治療方針でやる必要がある．患者さんに我慢を強いることはよくないとの考えに立っている．これは，パーキンソン病の症状はL-ドーパで軽くなるということがわかったからである．他の病気，

例えば進行性核上性麻痺とか多系統萎縮症，あるいは脊髄小脳変性症，筋萎縮性側索硬化症などの患者さんは，薬で良くなるということがほとんどない．したがって診断以来従容としてその病気と闘っておられる．パーキンソン病のようにわずかの症状の上下にも敏感に反応して，診察のときそれを洗いざらい言わないと気が済まないということはない．

　できるだけ症状を軽くするとの原則にたったパーキンソン病の治療では，パーキンソン病には経過があるということを忘れてはならない．患者さんの経過は患者さんは語ってくれない．パーキンソン病の患者さんがいう言葉で，パーキンソン病の生涯のなかでどの辺に今おられるのであろうということを考えて治療を進めていくわけである．忘れてならないのは，初期はドパミンニューロンがまだ40〜50%残っていてL-ドーパはドパミントランスポーターのあるドパミンニューロンにかなり取り込まれているであろうということ，中期になるとドパミンニューロンはおそらく80%程度変性していて，L-ドーパはかなりの部分がドパミントランスポーターのないセロトニンニューロンに取り込まれているであろうこと．これがウェアリングオフやジスキネジアの原因になっているのではないかということ，後期になるとドパミンニューロンはほとんど変性して，L-ドーパはセロトニンニューロンやグリア細胞でドパミンに変わって細々と効果を現しているのではないかということ，これらを考えて薬物治療を進めていくことが大切ではないかと思う．

　パーキンソン病の治療に携わる者の1人として，これまでの治療経過を記すことは1つの責任と考え，治療結果をまとめることとした．ここに紹介するのは順天堂時代からみてきた症例で退任とともに東京クリニックに移った症例，順天堂大学予約診察室に移行した症例，東京クリニックへ来てから見出した症例，北里大学でみていてやめた後に新百合ヶ丘病院通院中の症例，新たに新百合ヶ丘病院に来院した症例，銀座内科・神経内科クリニックでみた症例498例である．

　なお本稿をまとめるにあたっては統計処理の点で，富山大学院医学薬学研究部バイオ統計学・臨床疫学教室の折笠秀樹教授に大変お世話になった．ここに深甚の謝意を表する次第である．

方法

1 パーキンソン病の診断

　パーキンソン症状があること，心筋 MIBG の心への集積低下があること，脳 MRI にて年齢相当の変化しかみられないことをもってパーキンソン病と診断した．一部の症例で心筋 MIBG がとれてないが，この場合は L-ドーパ製剤で改善があることを条件とした．DAT スキャンは振戦が著明な例で，本態性振戦との鑑別に必要な場合参照したが，パーキンソン病の診断には不要とした．

2 初診時の対応

　診察の結果パーキンソン病らしいとわかった場合は，まず患者さんの不安を取り除くことに努めた，特に，①薬で良くなること，②薬はいつまでも効くこと，③寝たきりにはならないこと，④子どもの世話にはならないことを説明した．寝たきりにならないためには，転んで骨折をしないことが重要で，転ばないように注意した．歩行がすり足である場合は，①かかとから歩くこと，②腕を軽く振って歩くこと，③下を向かず，歩いて行く方向を見て歩くことの3点を注意した．

3 薬物治療の原則

　薬物治療の開始にあたっては患者さんの意思を尊重するようにした．大部分の患者さんは診断と治療を求めてこられるが，なかには診断はしてほしいが薬物治療はもう少し待ちたいという方がおられる．その場合は患者さんの意思を尊重し，3カ月あるいは6カ月ごとに診察を行った．

　薬物治療を開始する場合，L-ドーパ製剤を原則として用いた．ただし，60歳未満の方で，認知症のない方はドパミンアゴニストまたはモノアミン酸化酵素B阻害薬（セレギリン）を使用した．65歳以上は原則としてL-ドーパを用いた．60歳から65歳の間はケースバイケースで対応した．ふるえが特に著明で，動作緩慢や歩行障害の軽い方は抗コリン薬で治療を始めた．最初から認知症の合併のある方にはL-ドーパを処方した．動作緩慢や歩行障害があるが，L-ドーパ製剤をまだ始めたくないという方にはモノアミン酸化酵素B阻害薬を用いた．

4 運動症状に対する薬物治療の原則

A. L-ドーパ製剤

① L-ドーパ製剤の選択

　L-ドーパ製剤は原則としてメネシット®を使用した．メネシット®を選んだ理由は，ベンセラジドに比べてカルビドーパのほうが水に溶けやすいからである．メネシット®にはジェネリックがたくさん出ているが（カルコーパ®，ドパコール®，パーキストン®，レプリントン®），やはり水に溶けやすさの点でメネシット®を選択した．ただしジェネリックとメネシット®の溶けやすさが，変わらない場合には，患者さんの希望によりジェネリックを使用した．なぜ水に溶けやすいことにこだわるかというと，メネシット®は胃酸に溶けないと吸収されない．次の理由はウェアリングオフが出てきて，ジスキネジアもある場合，メネシット®1錠でもジスキネジアが出る場合には，毎回の服用量を1錠以下にしたい．このような場合，メネシット®を水に溶かして，ジスキネジアができるだけ少なく，なおかつオンになる量を投与しなければならないからである．しかし，同じL-ドーパでも製品により効き方に微妙な差があることがある．その場合は患者さんの希望に従うことにした．メネシット®と同じ製品にネオドパストン®があるが，これはあまり使用経験がないので，原則メネシット®を用いた．ただし患者さんが他でネオドパストン®を処方されていて，特に問題ない場合はネオドパストン®を継続使用した．メネシット®は，100 mgのL-ドーパと10 mgのカルビドーパを配合したものを使用し，250 mgのものは使用しなかった．

② L-ドーパ製剤の使用量

　患者さんの重症度，希望を勘案して最初の維持量は，100〜300 mg（L-ドーパの量として）とした．100 mgの場合は半錠ずつ朝，夕食後とし，200 mgの場合は100 mgずつ朝，夕食後，300 mgの場合は朝，昼，夕食後に100 mgずつ投与した．

③ L-ドーパの増量

　患者さんの満足のいく改善が得られない場合，最初の維持量を徐々に1日300 mgまで上げた．これにても患者さんの満足のいく改善が得られない場合，300 mgのまま食直前の投与にするか，食後のまま1日450 mgまで上げるかどちらかをとった．そのどちらでも満足のいく改善が得られない場合，450 mg

を毎食直前に投与した．

　毎食直前にする理由は，食直前に投与したほうがL-ドーパの吸収が良いからである．L-ドーパは小腸上部で中性アミノ酸トランスポーターから能動的に吸収される．L-ドーパは中性アミノ酸の一種である．ところが他の中性アミノ酸も同じところから吸収される．食事の後L-ドーパ製剤を投与すると，胃，十二指腸で食餌中の蛋白質から出た中性アミノ酸と吸収部位を競合するためL-ドーパの血中濃度が低くなると考えられる．低くなる理由は他にも考えられる．食餌の中にL-ドーパが混ざってしまい吸収が遅れる，食餌により胃からの排出時間が遅れて吸収が遅れるなどである．さらに錠剤が食道につかえて吸収が遅れることもある．また胃壁にくっついて溶けないこともある．後2者の場合はメネシット®をコップ1/3くらいのぬるま湯に溶かして飲ませた．食直前に飲ますのは時間をあけると吐き気，食欲低下などが出ることが懸念されるからである．食直前というのは文字通り食事の直前で，L-ドーパ製剤を飲んだらすぐ食事を始めることである．これでも食餌中の蛋白質からアミノ酸を生じるのは少し時間がかかると思うのでL-ドーパが最初に中性アミノ酸トランスポーターのところまでいくと推定できる．

④ ウェアリングオフが出てきた場合の対策

　発症から5〜6年経つとだんだん薬を飲む前が悪く，飲むと効いてくるが2〜4時間経つと切れるのがわかるようになる．ウェアリングオフが現れた場合には，切れる少し前に次を飲むようにした．最初は1日4回ですんだが，徐々に増え1日10回に達する症例もあった．これはL-ドーパの血中濃度が約3時間しか続かないことによる．Pahwaらは血中濃度の半減期は約2時間であることを述べている[1]．最初の間ウェアリングオフがないのは，L-ドーパが主に残っているドパミンニューロンに取り込まれ，これらにはドパミントランスポーターがあって，ドパミンの再利用を行うとともに，シナプスのドパミンが高濃度に上がらないようなシステムがまだ残っているためと考える．

　切れる前に非運動症状をまず自覚する症例が少なくなかった．力が入らなくなる，足がだるくなる，手や足に違和感が現れる，頭がぼーっとする，考えたり行動したりするのがいやになる，腰，背中，肩，手足，頭などに痛みが現れるなどである．これらの症状は間もなく歩こうとしても足が出ない，動作がのろくなるなどのオフ症状となる．したがってこの非運動症状の最初のオフの症

状が現れたらすぐ次のメネシット®を飲むよう指導した．このとき飲むメネシット®の量は 100〜150 mg が多かったが，最低 25 mg から 200 mg くらいまでの幅があった．メネシット®の量はオンになり，できるだけジスキネジアを起こしにくい量を選んだ．メネシット®に対する反応は良いとき，悪いときがあり，予測が困難であった．これはほとんどの患者さんにみられ，メネシット®の吸収にむらがあるのではないかと考えた．非運動症状が出ず，直接動作緩慢や歩行障害がでる症例もあるが，この場合は 2〜4 時間ごとに飲むように指導した．

　L-ドーパが全く効かない場合どのくらい待って次の L-ドーパを飲んでよいかはデータがないのでわからない．効いてくる場合は 30〜60 分で効いてくるので，1 時間待っても効かない場合は次を飲んでもよいことにした．L-ドーパの服用が，食後にかかる場合は，食前に飲んでしまうか．食事の時間を 30 分くらい延ばして食前に服用するよう指示した．

⑤ ジスキネジアが加わってきた場合

　ジスキネジアはその起きるタイミングにより，peak dose dyskinesia と onset-and end-of-dose dyskinesia に分けたが，大部分が peak dose dyskinesia である．peak dose dyskinesia は，L-ドーパ製剤の 1 回量がやや多すぎることを意味するので，1 回量をできるだけ減らすことで対処した．1 回 200 mg 服用者は 150 mg に，1 回 150 mg 服用者は 100 mg に減らすよう努力した．L-ドーパの服用回数は必要に応じ増やした．パーキンソン症状の悪化を招き減量できない場合は，そのままにし，L-ドーパ以外の抗パーキンソン病薬を減らすよう努力した．メネシット® 1 錠でもジスキネジアが出てしまう場合は，1 日に服用するメネシット®全量を 500 mL のペットボトルの水に溶かして，溶かした錠数より多い回数で飲むように指導した．例えば 6 錠を 500 mL に溶かして 8 回で飲めば，毎回 75 mg ずつ服用することになる．服用量が少なくなるとオン時間は短縮することが多いので，服用回数を増やす．水に溶かす場合，毎日飲む分を朝作り，部屋が暖かい場合は冷蔵庫に保存する．外出時は持っていってよいこととした．服用時間は正確に何時間おきと決めず，患者さんが薬が切れてゆくのを自覚したらすぐ飲むように指導した．なかに前駆症状がほとんどなしにストンと切れる場合があり，そのような場合は，時計を見ながら時間で飲むこととした．水でなく炭酸水に溶かすと常温でも 24 時間保持できるという話

をDr. Stanley Fahnから聴き，そのように薦めている症例もある．

⑥　スタレボ®

　エンタカポン（コムタン®）とL-ドーパの合剤（スタレボ®）はできるだけ使わないようにした．スタレボ®はウェアリングオフが出てきてから使う薬である．スタレボ®を使用すると，うまくいけばL-ドーパのオン時間を30分くらい延ばしてくれる．しかし，エンタカポンで効く例はせいぜい60％程度である．できるだけ使用しない根拠はメネシット®の量とコムタン®の量が1：1と決められてしまうと使いにくいことがあるからである．例えばメネシット®とエンタカポンを1日5〜6錠使用していて，L-ドーパの効きがだいぶん落ちてきたので，1錠半ずつに増やしたいが，ジスキネジアは出したくない場合，エンタカポンは毎回1錠にしておきたい．またメネシット®を9回以上使う場合，エンタカポンはできるだけ6錠にしておきたいと考えるからである．

B.　ドパミンアゴニスト

　ドパミンアゴニストは，プラミペキソールまたはロチゴチンを使用した．ロピニロールは本邦では国際的な維持量より低く設定されているので，できるだけ使用しない方向で検討した．ただしプラミペキソール，ロチゴチンで副作用があった場合，紹介患者さんでロピニロールを既に使用している場合，および患者さんの希望があった場合はロピニロールを使用した．プラミペキソールについては，最近の患者さんでは，1日1回投与で済むミラペックス®を使用したが，ミラペックス®発売前からプラミペキソール（ビシフロール®）を使用していた症例ではそのままとした．またビシフロール®にはジェネリックであるプラミペキソール®が発売されているが，これに関してはどちらでもよいとした．ロチゴチンを処方した例では，張り替える時間は朝でも夜でも患者さんの希望でよいことにした．皮膚の炎症が発生した場合は，経口のプラミペキソールに変更した．

　ドパミンアゴニストで治療を開始する場合は，患者さんが60歳未満の場合に使用し，60歳から65歳の間ではケースバイケースにより使用した．ドパミンアゴニストで治療を開始した場合は，副作用がない場合は，患者さんの満足の得られる維持量まで増量した．副作用などで維持量が低く，かつ満足の得られる改善がない場合は，L-ドーパ製剤を上乗せした．65歳以上ではL-ドーパで治療を開始，L-ドーパで満足のいく改善が得られない場合にはドパミンアゴ

ニストなどを上乗せした．

　ウェアリングオフがひどく，急に歩けなくなる場合，アポモルヒネ（アポカイン®）の注射をした．最初 1 mg より始め 3〜6 mg の間で動けるようになる量を皮下注射した．これは主に家族に依頼して行った．

C. セレギリン塩酸塩

　セレギリン塩酸塩は平成 27 年より L-ドーパ未使用患者さんにも使用できるようになった．セレギリンを L-ドーパ未使用患者さんに使用したのは，症状が軽い場合，患者さんからまだ L-ドーパ製剤を使用したくないとの希望が寄せられた場合である．L-ドーパ製剤使用者にはウェアリングオフが出始めたか，L-ドーパ製剤で十分満足のいく改善を得られなかった場合である．ジスキネジアが出始めた患者さんにはできるだけセレギリンを中止した．セレギリンはジスキネジアを増強することが多いからである．

D. 抗コリン薬

　トリヘキシフェニジル（アーテン®）を使用した．使用する場合原則として朝 1 錠のみ投与した．アーテン®の血中半減期は約 6 時間と報告されているので（トリヘキシフェニジル添付文書），これで十分夕方までもつと考えられた．例外的に患者さんの希望により朝昼 1 錠ずつ用いた．最近は朝半錠のみ，あるいは朝昼半錠ずつにした症例もある．夜間幻覚が出た場合は原則として中止・減量としたが，減量できない症例は，幻覚をドネペジル，クエチアピンなどで対応して継続した例もある．認知症のある患者には原則として使用しないようにしたが，中止するとパーキンソン症状が悪化するとの訴えがある場合は使用を継続した．

E. エンタカポン

　ウェアリングオフが現れ，L-ドーパ製剤の服用回数を増やすことによっても対処できない場合，エンタカポンを用いた．原則として L-ドーパ製剤服用時に 100 mg を一緒に飲むように指導した．ただし L-ドーパ製剤の服用回数が 1 日 7 回以上になる場合，原則として最初の 6 回を L-ドーパ製剤と同時に服用してもらった．L-ドーパ製剤の服用回数が 12 回以上になる場合は，L-ドーパ製剤服用の 2 回に 1 回エンタカポンを併用した．スタレボ®はできるだけ使用しなかった．

F. ゾニサミド

　ゾニサミドはトレリーフ®またはエクセグラン®を使用した．エクセグラン®を使用する場合は，ゾニサミド 50 mg または 100 mg を投与したい場合である．ゾニサミドは振戦が強い場合，L-ドーパ製剤・アーテン®で良くならない場合，ウェアリングオフがあり，L-ドーパ製剤，ドパミンアゴニスト，セレギリンで良くならない場合に使用した．

G. イストラデフィリン

　イストラデフィリンはノウリアスト® 20 mg または 40 mg を朝 1 回投与した．投与する場合は，ウェアリングオフがあり，L-ドーパ製剤の服用回数の増加，ドパミンアゴニスト，セレギリン，エンタカポン，アーテン®などの併用によって良くならない場合，あるいはこれら薬物の副作用のため服用できない場合に併用した．

H. アマンタジン塩酸塩

　アマンタジン塩酸塩はシンメトレル®を使用したが，ジェネリックでもよしとした．アマンタジンを使用したのは，2 以上（2＝本人が自覚しているが，それほどは日常生活の支障になっていない場合）のジスキネジアがでている場合と，ジスキネジアはまだ出ていないが，L-ドーパ製剤，ドパミンアゴニスト，セレギリン，エンタカポン，アーテンによっても満足のゆく改善が得られないか，副作用のためこれらの薬が飲めない場合である．ジスキネジアのために使用する場合は，1 回 50〜100 mg を朝，昼食後，または 1 日 3 回投与，ジスキネジアがないが，症状が十分とれない場合は，1 回 50 mg を朝昼，または朝昼夕食後に投与した．

I. ドプス®

　ドプス®は原則として使用しなかった．それは効果がほとんどないからである．すくみ足が強く他の薬でもよくならない場合 1 回 100〜300 mg を 1 日 3 回使用することもあるが，効果がない場合は中止した．

5　非運動症状に対する治療

　非運動症状には次のような処置をしたが，今回その結果に関する統計はとらなかった．

A. 自律神経症状

① 便秘

　便秘は毎日便通がない場合と定義した．便秘を訴える場合は，毎食生野菜を食し，お湯または水をコップ 1 杯以上食事をしながらチビチビととり，さらに就寝前に緩下剤を使用した．緩下剤は就寝前にコップ半分程度の水と一緒に服用させた．緩下剤は主にヨーデルS®を使用したが，プルゼニド®，アローゼン®なども使用した．患者さんに要望がある場合は，それに従って処方した．緩下剤は毎晩 1 錠から始め，1 錠では出ない場合は順次増量し，大体 1 日おきにあるいは毎日便通があるように調整した．緩下剤の上限は定めなかった（何錠飲んでも構わない）．緩下剤は毎晩翌日便通があっても，なくても飲むように薦めた．緩下剤は 1 日おきに便通があるまで増量し，軟便・下痢に至ったら，その日は飲まず，翌日再び低用量から漸増するように努めた．緩下剤不応の頑固な便秘に対しては，モサプリド（ガスモチン®）あるいはドンペリドン（ナウゼリン®）の使用により，腸の蠕動運動を高めるように努めた．さらにこれにも不応の便秘には，ラキソベロン®，浣腸などを使用した．

② 夜間頻尿

　夜間頻尿に関しては 2 回までは正常とした．ただし 60 歳未満の若年者は 1 回までを正常とした．夜間頻尿による不眠などを訴える場合には次の処置を行った．午後の 3 時以後はお茶，紅茶，コーヒーの類は口にせず，喉が渇いたら白湯を飲むように指導した．さらに夕食後は水分を控えるよう注意した．就眠時の水分もコップ半分以下に控えるようにした．お茶，紅茶，コーヒーには利尿作用があるので，これにて夜間の尿回数を減らすことが可能であった．これにて尿回数が減少しない場合は，寝る前に短時間作用型入眠薬を使用するか，副交感遮断作用のある薬物を使用した．入眠薬は，アモバン®，マイスリー®，レンドルミン®あるいはこれらのジェネリックを使用した．副交感遮断薬としては主にベシケア®を使用した．これは末梢の副交換神経遮断作用が主であるが，一部脳にも入る．ベシケア®増量にても効果がない場合は，トフラニール®を用いた．

③ 性機能

　性機能に関しては今回は質問を行わなかった．

④ 起立性低血圧・低血圧

　起立性低血圧については，起立により収縮期血圧が100 mmHg以下になり，かつ起立により，失神，めまい，立ちくらみ，ふらつきなどの症状がある場合，メトリジン® 2～4 mgを朝食と昼食後に投与した．これにても失神，めまいなどの症状が消えない場合はフロリネフ® 0.1 mgを朝食後投与し，症状がほぼ消えるまで漸増したが，最高維持量は1日0.3 mgとし，血清カリウムを定期的にチェックした．L-ドーパ製剤を使用していない患者さんにはドプスを使用することもあった．パーキンソン病の患者さんは，発症後血圧が低くなることが多い．座位での収縮期血圧が100 mmHg以下で，かつめまい，ふらつき，立ちくらみなどがある症例には上記の薬物の併用を行った．

　臥位高血圧になる患者さんは背中の下に座布団などを入れ，頭を高くして寝るよう指導した．それでも夜間の収縮期血圧が200 mmHgを超える場合は，寝る前にアムロジン 2.5 mgを処方した．180 mmHg以下ならば降圧薬の処方は行わず，180 mmHgと200 mmHgの間はケースバイケースで対応した．

⑤ 食餌性低血圧

　食事終了後あるいは食事後半に失神，めまい，ふらつき，立ちくらみなどのある患者さんには，メトリジン 2～4 mgを朝，昼食前，または朝昼夕食前に投与した．これにても失神，めまいなどの症状に改善のない場合は，フロリネフ 0.1 mgを朝食前に投与し，症状がほぼ消えるまで漸増した．ただし最高維持量は0.3 mgとした．フロリネフ使用中は，高血圧，浮腫，高ナトリウム血症，低カリウム血症に注意した．

⑥ むくみ

　下腿の浮腫は非麦角系ドパミンアゴニスト使用者に時々みられる．これを使用していたら，それを中止した．中止する場合は，ドパミンアゴニスト消退症候群を引き起こさぬよう2段階くらいに分けて減量を計った．ドパミンアゴニストを使用していない場合は，心機能，肝機能，腎機能を調べて内科専門医のコンサルテーションを受けることとした．

⑦ 発汗

　パーキンソン病の方は玉のような発汗を呈することがある．夜間に多いようである．パーキンソン病の方は普段は発汗は低下しており，発汗が始まると玉のような発汗に至ることが多い．これは自律神経症状と思われるが，有効な対

処法はない．心配のないことをよく説明して，あとは濡れた下着を取り替えるように指導した．

B. 感覚障害

① 嗅覚障害

　嗅覚障害については診断の参考にした．しかし，嗅覚低下の原因，予後への影響などについては調べなかった．

② 痛み・しびれ

　しびれはビリビリする感覚を訴えることがある．痛み・しびれについてはパーキンソン病によることと合併症によることがあるので，それを区別した．パーキンソン病による場合は，ウェアリングオフのある患者さんで，L-ドーパ製剤が切れてくると痛みを訴えることがある．痛みを訴えた場合は，その痛みが早朝とか，オフ時間に強く，L-ドーパ製剤を服用することでかなり軽減する場合は，パーキンソン病による痛みと考え，痛みが出たらすぐ次のL-ドーパ製剤を飲むように指示した．痛みが目覚めてから1日続く場合，特定の運動・姿勢で起きる場合（例えば歩くと腰痛を生じるが，座位・臥位では起きないなど）で，L-ドーパ製剤を飲んでも痛みにはほとんど変化がない場合は，合併症による痛みと考え，それぞれ必要な検査を行って痛みの原因を確かめるよう努めた．後者の痛みは，腰痛が一番多かった．手術が必要でない場合は，ボルタレン®，リリカ®，ロキソニン®などを使用し，良くならない場合は整形外科などに紹介した．

C. 睡眠障害

① 入眠障害

　入眠障害の訴えに対しては，アモバン®，マイスリー®，レンドルミン®などの短時間作用型の睡眠導入剤を使用した．これらの睡眠導入剤は毎日使用するように指示し，自然に使用を忘れるようになったら忘れてもよいとした．中途覚醒に対してはハルシオン®のような極短時間作用型の睡眠導入剤を夜中に服用するよう指示した．夜間の頻尿のため朝まで眠れない人には，夜間頻尿の対策をとり，さらにその際ハルシオン®を服用してもよいとした．稀にロヒプノール®などの長時間作用型の睡眠薬を使用した．稀ではあるが夜間ジストニアが起き，それに伴って痛みを呈することがある．この場合は就寝前にL-ドーパ製剤またはドパミンアゴニストを追加した．

② むずむず脚症候群

むずむず脚症候群を合併した症例はわずかであった．低用量（2.25 mg 眠前）のプラミペキソールの併用をした．

③ REM 睡眠行動障害

夢をみて寝言を言う場合には，REM 睡眠行動障害の疑いありと考えた．夢をみて手足を動かす場合は，REM 睡眠行動障害とした．REM 睡眠行動障害はあっても，家人を驚かすに至らない場合は，治療を行わなかった．REM 睡眠行動障害は，手足を激しく動かせて怪我をする場合を除き，本人には害のない所見であることを説明した．家人が驚いて目を覚ます場合は，治療の対象とした．この場合，クロナゼパム（リボトリール®）0.5～1 mg を就寝時に投与した．なお，REM 睡眠行動障害の頻度は今回は調査しなかった．

④ 睡眠時無呼吸

睡眠時無呼吸が疑われる場合は，呼吸器内科のコンサルテーションを求め，その指示により，夜間 CPAP を用いたが．これを装着すると眠れないという訴えを呈する場合があり，この場合は装着しなくてもよしとした．

D. 覚醒障害

昼間の眠気を訴える場合，夜間の睡眠が十分にとれているかを検討し，とれていない場合は，睡眠薬の使用などにより，夜間の睡眠を改善した．夜間の睡眠がよくとれているにもかかわらず，昼間の眠気を訴える場合，抗パーキンソン病薬以外の眠気を起こす薬物をまず減量・中止した．次にドパミンアゴニストを服用している症例では，ドパミンアゴニストを減量または中止した．それ以外の抗パーキンソン病薬で傾眠を訴える場合は，L-ドーパ製剤を除き，その薬物を減量または中止した．L-ドーパの場合は，減量が可能な場合は減量したが，不可能な場合は，そのまま服用するよう薦めた．なお，ドパミンアゴニストを服用しても眠気をもよおさない場合は，車の運転は希望があれば可とした．ただし，SOS（sudden onset of sleep）に十分な注意を喚起した．

E. 不安状態

パーキンソン病に関連した不安では，薬物がそのうちに効かなくなるのではないか，寝たきりになるのではないか，子どもの世話になるのではないかとの不安が多いので，そのようなことはない，薬は死ぬまで効く，寝たきりになることは骨折をしない限りないということをよく説明し，不安を除くよう努め

た．パーキンソン病症状に関連した不安は，できるだけ症状をとる方向で治療を進め，症状を我慢することはよくないことを説明した．家庭に関する不安では，子どもの状態，夫婦間の問題，親との関係，職場の問題，近隣付き合いの問題などがあるが，これらに関しては，関与できる範囲で示唆を与えた．このような説明，示唆でとれない不安に対しては，デパス®0.5 mg×2～3，セルシン®2 mg×2～3などで対応した．

F. 鬱状態

パーキンソン病にみられる鬱に対してはトフラニール®30～60 mgで対応した．鬱の患者さんは，鬱ですかと聞いても否定することが多い．比較的症状が軽いのに訴えが多い場合は，鬱と考えて対処した．トフラニール®で効かない場合は，パロキセチン（パキシル®）20～40 mgを用いた．トフラニール®を用いた理由は，パーキンソン病に伴う鬱には，三環系のほうがSSRIより効果があるとのデータがあるからである[2,3]．軽症の鬱にはプラミペキソールで対処することもあった．

G. 疲労

パーキンソン病では同じ作業を続けていると10分程度で疲労を訴えることが多い．疲労の責任病巣や治療法はわかっていないので，休み休み作業を続けるように指導した．パーキンソン病の治療が十分でない場合，疲労が強くなることを考え，治療が十分であるかどうかを見直した．

H. 行動抑制障害

① 病的賭博（pathological gambling）

比較的若年の患者さんをドパミンアゴニストで治療していた場合，起きることがある．病的賭博が起きた場合，ドパミンアゴニストを減量・中止し，L-ドーパ製剤に変えて治療した．

② 病的買い物（pathological shopping）

比較的若年の患者さんをドパミンアゴニストで治療していた場合，起きることがある．病的買い物が起きた場合，ドパミンアゴニストを減量・中止し，L-ドーパ製剤に変えて治療した．

③ 過食（binge eating）

比較的若年の患者さんをドパミンアゴニストで治療していた場合，起きることがある．過食が起きた場合，ドパミンアゴニストを減量・中止し，L-ドーパ

製剤に変えて治療した．

④ 性欲亢進（hypersexuality）

　比較的若年の患者さんをドパミンアゴニストで治療していた場合，起きることがある．性欲亢進が起きた場合，ドパミンアゴニストを減量・中止し，L-ドーパ製剤に変えて治療した．比較的高年の患者さんにも起きることがあり，この場合まずドパミンアゴニストを減量・中止し，これで良くならない場合L-ドーパ製剤を減量し，それでも良くならない場合は，クエチアピン（セロクエル®）25～100 mg を使用した．

⑤ 薬物濫用（drug abuse）

　L-ドーパ製剤の濫用が多く，次いでドパミンアゴニストである．薬物濫用が起きた場合，L-ドーパ製剤をできるだけ減量し，ドパミンアゴニストに変えて治療を続けるようにした．ドパミンアゴニストの濫用の場合は，これを減量・中止し，L-ドーパ製剤による治療を行った．

⑥ punding

　これは細かい物を机の中に整理したり，出したりを繰り返し行っている症状である．L-ドーパ製剤で治療した症例に起きることがある．L-ドーパ製剤をできるだけ減量してドパミンアゴニストで治療を継続するよう努めた．

I. 精神症状

① 幻覚

　幻覚は幻視が多く，時に幻聴がある．幻覚は抗パーキンソン病薬を加えたり，量を増やすことがきっかけになることが多い．しかし，これらを変化させなくても起きることがある．最初の症状は，誰かいる気配がするという症状が多い．この場合は，最後に加えた薬物を中止するか，特には何もせずに経過をみることとした．次には主に夜間，暗くなってから柱に掛けてある時計が人の顔に見えたり，夜間手洗いに行くときに廊下に動物がうずくまっているように見えることが多い．このときは最後に加えた薬物を中止し，これにて良くならない場合は，抗パーキンソン病作用の弱い順に薬物を減量し，L-ドーパ製剤はそのままにした．ついで昼間も夜も見知らぬ人が部屋に入ってくるのが見えたり，ベッドに女の人が横たわっているような幻視が出る．この場合は，パーキンソン病作用の弱い順に薬物を減量・中止するとともに，L-ドーパ製剤は残し，クエチアピン（セロクエル®）25～100 mg（分2）を投与した．クエチアピンは

主に夜間に幻視が見える場合は夕食後，昼間も見える場合は朝夕2回投与した．幻聴も同じように処置した．

② 妄想

財布が見当たらないといって警察に電話する，眼鏡や財布をしまったところを忘れて誰かが盗んだと騒ぐのは妄想である．妄想に対しては，L-ドーパ以外の抗パーキンソン病作用の弱い順に薬物を中止し，それでも改善がみられない場合は，クエチアピン50〜150 mg（分2〜3）を投与し，経過をみた．

③ 興奮・乱暴行為・錯乱（精神症）

興奮・乱暴行為に及ぶときは，見当識も失われていることが多い（錯乱）．また男性の場合，性的言動が亢進することもある．このような場合，L-ドーパ製剤以外の抗パーキンソン病薬を中止し，それでも効果が不十分な場合は，L-ドーパ製剤も減量し，クエチアピン75〜150 mg（分3）を使用した．

J. 認知症

パーキンソン病の認知症は，executive dementia である．すなわち，込み入ったことを整理して遂行することが難しくなる．例えば旅行の計画をたてる，夕食の買い物をする，料理の手順などである．動揺する認知症状を訴える症例も比較的多かった．物忘れを訴える患者さんが多いが，物忘れのみの場合は，生理的老化が大部分で，アルツハイマー病の初期が一部である．このときは，大事なことをノートに書くように薦め，書いた物を日に3回は見直して記憶を新たにするよう指導した．パーキンソン病の認知症を発症している患者さんには，ドネペジル（アリセプト®）3〜10 mg（分1〜2）を併用した．レビー小体型認知症にみられるようなひどい幻覚妄想状態や，乱暴行為に及ぶ認知症は稀であった．

6 各症状の半定量的解析

振戦，固縮，動作緩慢，後方突進現象は，UPDRS によった．ただし後方突進に関しては，0：なし，1：後方突進はあるが自分で立ち直れる，2：後方突進があり支えないと後ろに倒れる，3：後方突進があり歩いている間にも倒れそうになり支えないと倒れてしまう，4：歩行不能の状態，とした．ウェアリングオフに関しては，0：なし，1：ウェアリングオフがあるがL-ドーパ製剤の服用回数は1日4回以内，2：ウェアリングオフがあり，L-ドーパ製剤の服用回

数は5〜7回，3：ウェアリングオフがあり，L-ドーパ製剤の服用回数は8〜10回，4：ウェアリングオフがあり，L-ドーパの服用回数は11回以上．ジスキネジアに関しては，0：なし，1：ジスキネジアはあるが，話をしているとき，歩いているときなどにわずかに出るのみで，こちらから言わない限り本人はジスキネジアの存在にほとんど気づいていない，2：ジスキネジアがあり，喋らなくともジスキネジアが時々出る，本人はジスキネジアのあることに気づいているが，それを苦にしているような様子はみられない，3：ジスキネジアがあり，診察の間ほぼ出現している，本人はジスキネジアによる動作の障害，疲労感などを訴える，4：著明なジスキネジアが出現，診察の間中出ている，本人はジスキネジアによる動作の障害，疲労感などを訴える．椅子に座っていてもジスキネジアのためにずり落ちることがある，とした．onset-and end-of-dose dyskinesiaについては今回は調査しなかったが，頻度は低かった．すくみ足については，0：なし，1：すくみ足はあるが診察室では出ず，病歴によりオフになったとき，立ち上がるとき，トイレの中などで起きる，2：診察室でもすくみ足が起きる．幻覚は0：なし，1：軽度のものが主に暗くなったときに現れ本人はそれが幻覚であることをよく認識しており，治療の必要がないと判定されるもの，2：主に夜間出るが幻覚を抑える治療をしたほうがよいと思われるもの，3：夜のみならず昼間も出現し，加療が必要なもの，4：加療が必要で興奮したり，見当識障害を伴ったりするもの．認知症は，0：なし，1：軽度の認知症で治療は不要，日常生活に支障のないもの，2：軽度の認知症があり，日常生活の支障になり，加療が必要と認められるもの，3：中等度の認知症があり，家人の見守りが必要であるが，家の中での見当識はついており，迷子になることもない，4：高度の認知症があり，見守りが必要で，家の中での見当識も十分はついていない状態．Hoehn & Yahrは0から5までを記録した．以上の判定量的評価は，診察室での診察時の状態で記録した．

7 推計学的検討

多変量解析では初診時の状況である男女比，発症からの年数，発症年齢，初発症状（振戦，歩行障害，動作緩慢）と調査時のHoehn & Yahr重症度，振戦，固縮，動作緩慢，歩行障害，後方突進，ウェアリングオフ，ジスキネジア，すくみ足，幻覚，認知症の関係をみた．

次いで，発症からの年数別にみた各症状の頻度と，発症年齢別にみた各症状の比較を検討した．L-ドーパ製剤とL-ドーパ製剤の服用回数については，全症例の平均値と標準偏差を出した．その他の薬物については服用者の平均値と標準偏差を出した．振戦，固縮，動作緩慢，歩行障害，後方突進，ウェアリングオフ，ジスキネジア，すくみ足，幻覚，認知症については症状のある者について平均値と標準偏差を出した．推計学的検討が必要な場合は，Cochran-Armitageの傾向検定，対応のない群間のt検定，Wilcoxon/Kruskal-Wallisの検定，2標本検定（正規近似）を行った．

結果

1 総数

2015年9月から2016年2月までの間，外来受診時に集計を行った．総症例数は498例であった．男女比は，男222名に対し女278名であった．

2 多変量解析の結果

多変量解析では初診時の状況と調査時の状態をみた．

A. Hoehn & Yahr 重症度

発症からの年数（図1-1），発症年齢（図1-2）が高くなるほど重症化した（それぞれP＜0.0001）．性差はなかった（表1-1）．また初発症状との関係で

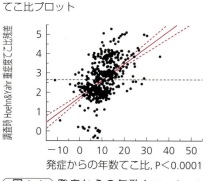

図1-1 発症からの年数とHoehn & Yahr重症度の関係

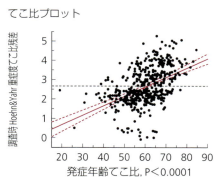

図1-2 発症年齢とHoehn & Yahr重症度の関係

表 1-1　調査時点における主要症状と男女比と Hoehn & Yahr 重症度

男女比	例数	Hoehn & Yahr	振戦		固縮	
男	222	2.70±0.93	36	16.2%	118	53.2%
女	276	2.63±1.04	44	15.9%	89	32.2%
計	498	2.66±0.99	80	16.1%	207	41.6%
P 値		=0.9495	=0.1470		<0.0001	

表 1-2　初発症状と調査時点での症状との関係

初発症状	例数	Hoehn & Yahr	振戦		固縮	
振戦発症	248	2.52±1.01	66	26.1%	97	39.1%
振戦以外発症	250	2.80±0.96	14	5.6%	110	44.0%
計	498	2.66±0.99	80	16.1%	207	41.6%
P 値		<0.0001	<0.0001		=0.2330	

振戦発症とそれ以外の症状（歩行障害と動作緩慢に関連した症状）発症に分けた．

は，振戦発症者は 2.52±1.01 度，それ以外の症状発症者は 2.80±0.96 度で振戦発症者のほうが軽かった（P＜0.0001）（表 1-2）．

B. 調査時の振戦，固縮，動作緩慢，歩行障害，後方突進

　調査時の振戦の頻度に関しては，発症からの年数（図 1-3）も発症年齢（図 1-4）も相関はなかった．また性差もなかった（男 16.2%，女 15.9%）（P＝0.1470）（表 1-1）．調査時の振戦に関し，初発症状との関係をみると，振戦発症者のほうが調査時の振戦ありの症例が多かった（振戦発症者 26.1%，振戦以外発症者 5.6%）（P＜0.0001）（表 1-2）．

　調査時の固縮の頻度に関しては，発症からの年数（図 1-5）も発症年齢（図 1-6）も正の相関を示し，P 値はそれぞれ＜0.0001，＝0.0022 であった．性差については男性のほうが高かった（男 53.2%，女 32.2%）（P＜0.0001）（表 1-1）．初発症状については，有意差はなかった（振戦発症 39.1%，振戦以外発症 44.0%）（P＝0.2330）（表 1-2）．

　調査時の動作緩慢の頻度に関しては，発症からの年数（図 1-7）も発症年齢（図 1-8）もよい正の相関を示し，P 値はそれぞれ＜0.0001，＜0.0001 であった．性別については男性のほうがやや悪かった（男 89.2%，女 80.8%）（P＝0.0321）（表 1-1）．初発症状については，振戦発症者のほうがよかった（振戦発症 80.2%，振戦以外発症 88.8%）（P＜0.0001）（表 1-2）．

動作緩慢		歩行障害		後方突進	
198	89.2%	189	85.1%	66	29.7%
223	80.8%	211	76.4%	100	36.2%
421	84.5%	400	80.3%	166	33.3%
=0.0308		=0.7170		=0.0431	

動作緩慢		歩行障害		後方突進	
199	80.2%	190	76.6%	75	32.2%
222	88.8%	210	84.0%	91	36.4%
421	84.5%	400	80.3%	166	33.3%
<0.0001		<0.0001		=0.0108	

　調査時の歩行障害の頻度に関しては，発症からの年数（図1-9）も発症年齢（図1-10）も正の相関を示し，P値はそれぞれ＜0.0001，＜0.0001であった．性差はなかった（男85.1%，女76.4%）（P＝0.7170）（表1-1）．初発症状については，振戦発症者のほうが軽かった（振戦発症76.6%，振戦以外発症84.0%）（P＜0.0001）（表1-2）．

　調査時の後方突進の頻度に関しては，発症からの年数も（図1-11）調査時年齢も（図1-12）正の相関を示し，P値はそれぞれ＜0.0001，＜0.0001であった．性差は女性のほうがやや多かった（男29.7%，女36.2%）（P＝0.0421）（表1-1）．初発症状については振戦発症者のほうがやや軽かった（振戦発症32.2%，振戦以外発症36.4%）（P＝0.0108）（表1-2）．

C. 調査時のウェアリングオフ，ジスキネジア

　ウェアリングオフの頻度は発症からの年数には正の相関を示し（図1-13）（P＜0.0001），発症年齢とは負の相関を示した（図1-14）（P＝0.0036）．性差は女性のほうがやや多かった（男49.1%，女57.2%）（P＝0.0410）（表1-3）．初発症状については，振戦発症者のほうが軽かった（振戦発症50.8%，振戦以外発症56.4%）（P＝0.0049）（表1-4）．

　調査時のジスキネジアの頻度は，発症からの年数には正の相関を示したが（図1-15）（P＜0.0001），発症年齢との相関はみられなかった（図1-16）（P

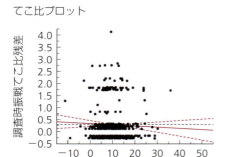

図 1-3　発症からの年数と調査時振戦の関係

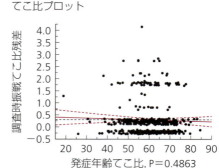

図 1-4　発症年齢と調査時振戦の関係

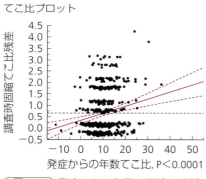

図 1-5　発症からの年数と固縮の関係

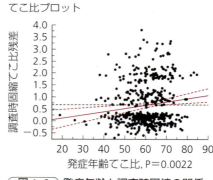

図 1-6　発症年齢と調査時固縮の関係

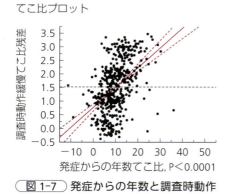

図 1-7　発症からの年数と調査時動作緩慢の関係

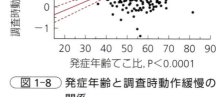

図 1-8　発症年齢と調査時動作緩慢の関係

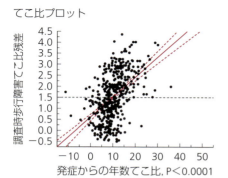

図 1-9 発症からの年数と調査時歩行障害の関係

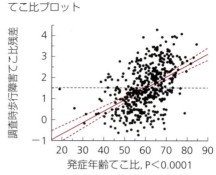

図 1-10 発症年齢と調査時歩行障害の関係

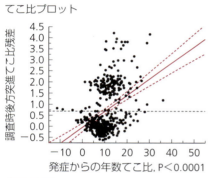

図 1-11 発症からの年数と調査時後方突進の関係

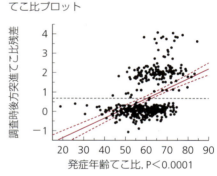

図 1-12 発症年齢と調査時後方突進の関係

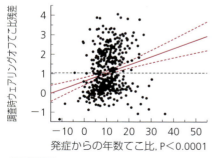

図 1-13 発症からの年数と調査時ウェアリングオフの関係

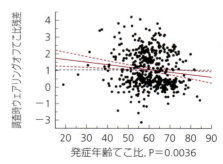

図 1-14 発症年齢と調査時ウェアリングオフの関係

表 1-3 調査時点における男女比とL-ドーパ長期治療の問

男女比	例数	ウェアリングオフ		ジスキネジア	
男	222	109	49.1%	40	18.0%
女	276	158	57.2%	68	24.6%
合計	498	267	53.6%	108	21.7%
P値		=0.0410		=0.0223	

表 1-4 初発症状と調査時点におけるL-ドーパ長期治療の

初発症状	例数	ウェアリングオフ		ジスキネジア	
振戦発症	248	126	50.8%	48	19.4%
振戦以外発症	250	141	56.4%	60	24.0%
合計	498	267	53.6%	108	21.7%
P値		=0.0049		=0.0664	

振戦発症とそれ以外の症状（歩行障害と動作緩慢に関連した症状）発

=0.1461）．性差は女性のほうがやや多かった（男 18.0%，女 24.6%）（P=0.0223）（表 1-3）．初発症状については，有意差はなかった（振戦発症 19.4%，振戦以外発症 24.0%）（P=0.0664）（表 1-4）．

D. すくみ足，幻覚，認知症

次に発症からの年数とすくみ足の頻度の関係をみると，発症からの年数（図 1-17），発症年齢（図 1-18）ともに正の相関があり，P値はそれぞれ<0.0001，=0.0010 であった．性差はなかった（男 54.5%，女 50.4%）（P=0.3847）（表 1-3）．発症時の症状については，振戦発症者のほうが軽かった（振戦発症 47.6%，振戦以外発症 56.8%）（P=0.0032）（表 1-4）．

幻覚の頻度は発症からの年数（図 1-19）と発症年齢（図 1-20）にそれぞれ正の相関を示したが，調査時点で幻覚を示した症例数が少なかった（それぞれ，P=0.0001，P=0.0009）．性差はなかった（男 5.0%，女 6.2%）（P=0.4422）（表 1-3）．発症症状についても有意差はなかった（振戦発症 6.9%，振戦以外発症 4.4%）（P=0.2101）（表 1-4）．

認知症の頻度は，発症からの年数（図 1-21）と発症年齢（図 1-22）にそれぞれ正の相関を示した．P値はそれぞれ，<0.0001，<0.0001，性差はなかった（男 27.0%，女 15.2%）（P=0.0649）（表 1-3）．初発症状についても有意差はなかった（振戦発症 17.3%，振戦以外発症 23.6%）（P=0.0946）（表 1-4）．

題点

すくみ足	幻覚	認知症
121　54.5%	11　5.0%	60　27.0%
139　50.4%	17　6.2%	42　15.2%
260　52.2%	28　5.6%	102　20.5%
=0.3847	=0.4622	=0.0649

問題点

すくみ足	幻覚	認知症
118　47.6%	17　6.9%	43　17.3%
142　56.8%	11　4.4%	59　23.6%
260　52.2%	28　5.6%	102　20.5%
=0.0032	=0.2101	=0.0946

症に分けた．

3　発症からの年数別解析

A．症例数，男女比，経過年数

　発症からの年数は，5年ごとに分け，21年以上は一括した（表1-5）．5年以下は135例，6年から10年が158例，11年から15年が114例，16年から20年が53例，21年以上が38例で，6年から10年の症例が最大であった．男女比は女性のほうがやや多かった．年齢はどの群においても平均で69.2歳から70.9歳の間であった．発症年齢は，発症からの経過年数が長くなるにつれ若くなり，発症から5年以下の症例で66.2±10.0歳，発症から21年以上の症例で43.4±12.7歳であった．発症からの経過年数は，発症から5年以下の症例が最も短く，3.49±1.30年であり，経過年数が長くなるほど長くなり，21年以上の症例では27.79±6.84年であった．全体での経過年数は平均10年と比較的短かったが6～10年の症例が，158例と多かったことによると考えられた．

B．初発症状

　初発症状を調べたが発症からの年数による大差はなく（表1-6），振戦で始まる例が約50%（大部分が一側に始まり後他側に広がる），歩行障害で始まる例が約30%強，一側の動作緩慢に関係した症状で始まる例が約20%弱であった．歩行障害は，一側の引きずりで始まる症例，両側の歩行障害で始まる症例がみ

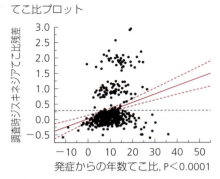

図 1-15 発症からの年数と調査時ジスキネジアの関係

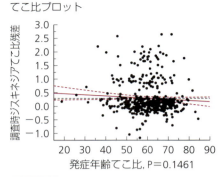

図 1-16 発症年齢と調査時ジスキネジアの関係

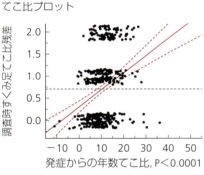

図 1-17 発症からの年数と調査時すくみ足の関係

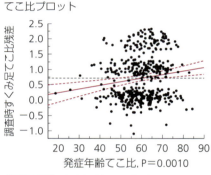

図 1-18 発症年齢と調査時すくみ足の関係

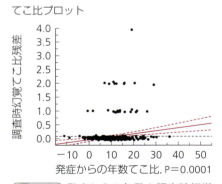

図 1-19 発症からの年数と調査時幻覚の関係

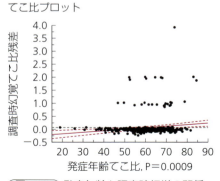

図 1-20 発症年齢と調査時幻覚の関係

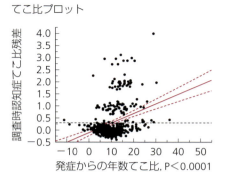

図 1-21 発症からの年数と調査時認知症の関係

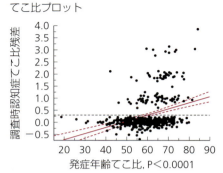

図 1-22 発症年齢と調査時認知症の関係

表 1-5 発症からの年数別調査時における例数，男女比，年齢，発症年齢，経過年数

発症から	例数	男/女	調査時年齢	発症年齢	経過年数
5年以下	135	61/74	69.2±10.0	66.2±10.0	3.49±1.30
6-10年	158	61/97	69.7±9.1	62.6±9.2	7.86±1.37
11-15年	114	56/58	70.3±8.3	58.4±8.4	12.43±1.27
16-20年	53	26/27	70.9±9.2	53.8±8.9	17.58±1.51
21年以上	38	18/20	70.7±9.5	43.4±12.7	27.79±6.84
合計	498	222/276	69.9±9.3	60.2±11.3	10.28±7.05

男女比，年齢，発症年齢，経過年数（年）を示す．発症年齢と経過年数は平均±標準偏差を示す．

表 1-6 発症からの年数別初発症状

発症から	例数	ふるえ		歩行障害		動作緩慢	
5年以下	135	69	51.1%	45	33.3%	21	15.6%
6-10年	158	83	53.2%	55	34.8%	20	12.7%
11-15年	114	51	44.7%	37	32.5%	26	22.8%
16-20年	53	22	41.5%	20	37.7%	11	20.8%
21年以上	38	23	61.5%	9	23.7%	6	15.8%
合計	498	248	49.8%	166	33.3%	84	16.9%

発症からの年数別初発症状の症例数と頻度を示す．

表 1-7 発症からの年数別初発症状の左右差と上下肢発症の別

発症からの年数	例数	右側発症	左側発症	両側発症
5年以下	135	55　40.7%	49　36.3%	31　23.0%
6-10年	158	76　48.1%	59　37.3%	23　14.6%
11-15年	114	65　57.0%	41　36.0%	8　7.0%
16-20年	53	24　45.3%	24　45.3%	5　9.4%
21年以上	38	20　52.6%	17　44.7%	1　2.6%
合計	498	240　48.2%	190　38.2%	68　13.6%

初発症状の左右差と上肢下肢の別.

表 1-8 発症からの年数別調査時における Hoehn & Yahr 重症度

発症からの年数	例数	Hoehn & Yahr	0度	1度	2度
5年以下	135	2.24±0.98	10　7.4%	6　4.4%	75　55.6%
6-10年	158	2.54±0.94	6　3.8%	2　1.3%	78　49.4%
11-15年	114	2.91±0.88	0　0.0%	0　0.0%	47　41.2%
16-20年	53	3.28±0.94	0　0.0%	0　0.0%	12　22.6%
21年以上	38	3.00±0.86	0　0.0%	0　0.0%	12　31.6%
合計	498	2.66±0.99	16　3.2%	8　1.6%	224　45.0%

Hoehn & Yahr は各群内での全症例の平均±標準偏差，各群内での度数と頻度を示す.

られた．動作緩慢に関連した症例は，字を書くのが下手になったとか，左手でワイシャツのボタンをとめるのがぎこちなくなったなどである．21年以上の群でふるえで始まった症例が，61.5%と多いのは，このグループに比較的若年で振戦で始まった症例が多いものと思われる．

初発症状の左右差，上下肢の違いは表 1-7 に示したとおりで，右側の症状で発する者は 48.2%と左側の症状で発する 38.2%よりやや多かった．13.6%は両側発症であるが，これは下肢の歩行障害で始まるものに多かった．上肢下肢の別では上肢で発症が 55.8%で，下肢発症は 42.6%であった．

C. Hoehn & Yahr 重症度

表 1-8 に調査時点での Hoehn & Yahr 重症度を示す．これは診察室での調査であるので，患者さんは最も良い状態で来られていると考えられる．ウェアリングオフで悪くなっている状態は考慮していない．発症後 5 年以内の症例では平均 2.24 度で，6 年以上 10 年以下の症例は平均 2.54 度，11 年以上 15 年以

上肢発症		下肢発症		顔面発症	
68	50.4%	64	47.4%	3	2.2%
89	56.3%	65	41.1%	4	2.5%
68	59.6%	46	40.4%	0	0.0%
27	50.9%	25	47.2%	1	4.0%
26	68.4%	12	31.6%	0	0.0%
278	55.8%	212	42.6%	8	1.6%

3度		4度		5度		3度以下	
31	23.0%	11	8.1%	2	1.5%	122	90.4%
46	29.1%	24	15.2%	2	1.3%	132	83.5%
33	28.9%	31	27.2%	3	2.6%	80	70.2%
20	37.7%	15	28.3%	6	11.3%	32	60.4%
16	42.1%	8	21.1%	2	5.3%	28	73.7%
146	29.3%	89	17.9%	15	3.0%	394	79.1%

下の症例は2.91度，16年以上20年以下の症例は3.28度と漸増したが，21年以上の症例では平均3度であった．これはこのクラスには若年発症で予後の良い症例が多数含まれていたためと考えられる．

　次に各クラス別にHoehn & Yahr重症度度数をみてみると（表1-8），発症後5年以内の症例では2度が最も多く（55.6%），3度がこれに続いた（23.0%）．4度以上は9.6%で，3度以下が90.4%であった．発症後6年以上10年以下の症例でも2度が最も多く49.4%，3度が29.1%，4度以上が16.5%で，3度以下の症例は83.5%であった．11年以上15年以下の症例は，2度が41.2%，3度が28.9%，4度以上は29.8%で，3度以下の症例は70.2%であった．16年以上20年以下の症例は，2度が22.6%，3度が37.7%，4度が28.3%，5度が11.3%であった．4度以上が39.6%を占め，3度以下の症例は60.4%に低下した．21年以上の症例では，2度が31.6%と20年以下の症例より良く，3度が42.1%，4度以上が26.4%，3度以下が73.7%と，20年以下の症例の

表 1-9　発症からに年数別調査時における L-ドーパ製剤服用

発症からの年数	例数	L-ドーパ服用者	服用量
5年以下	135	119（88.1%）	416±223
6-10年	158	157（99.4%）	614±256
11-15年	114	113（99.1%）	731±285
16-20年	53	53（100%）	741±295
21年以上	38	38（100%）	703±251
合計	498	480（96.4%）	613±297

服用量は服用者の平均±標準偏差，服用回数は服用者の平均値±標準偏差

表 1-10　発症からの年数別調査時における L-ドーパ製剤の服用回数

発症からの年数	例数	L-ドーパ服用量	服用回数	0-4回	
5年以下	135	366±223	2.90±1.52	124	91.9%
6-10年	158	610±256	4.96±2.69	89	56.3%
11-15年	114	731±285	5.43±2.39	53	46.5%
16-20年	53	741±295	5.85±2.59	19	35.8%
21年以上	38	703±251	6.03±3.20	16	42.1%
合計	498	590±297	4.67±2.64	301	60.4%

L-ドーパ服用量と服用回数は全症例の平均値±標準偏差．L-ドーパ服用回数は各群内での症

60.4%より良好であったが優位差はなかった（P＝0.1498）．これはこのクラスには若年発症で予後の良い症例が数多く含まれていたためと思われる．この表を通覧すると，発症後20年までは，3度以下の症例が，5年以内は90.4%，6年以上10年以下が83.5%，11年以上15年以下が70.2%，16年以上20年以下が60.4%と5年ごとに約10%低下していることがわかる．

D. L-ドーパ使用量

　表 1-9 に L-ドーパ服用者の発症から評価時までの 5 年ごとの平均 L-ドーパ使用量，使用回数とその標準偏差を表示した．L-ドーパ服用量の平均値は 5 年以内で 416 mg であったが，6 年以上 10 年以下で 614 mg，11 年以上 15 年以下で 731 mg，15 年以上 20 年以下で 741 mg，21 年以上では 703 mg とやや低下した．表 1-10 には発症から評価時までの 5 年ごとの各群全症例についての L-ドーパ服用回数の平均値を示してあるが，5 年以下の症例で L-ドーパ非服用者が 16 名とかなり多かったため全症例についての L-ドーパ服用量と服用回

者の服用量，服用回数

服用回数	服用回数範囲	範囲（1日量）
3.29±1.52	0-8	0- 800 mg
4.99±2.69	0-20	0-1200 mg
5.43±2.39	0-12	0-1500 mg
5.85±2.59	3-12	200-1500 mg
6.03±3.20	2-16	200-1500 mg
4.85±2.64	0-20	0-1500 mg

を示す．

5-7回		8-10回		11-回	
8	5.9%	3	2.2%	0	
47	29.7%	17	10.8%	5	3.2%
37	32.5%	21	18.4%	3	2.6%
21	39.6%	9	17.0%	4	7.5%
10	26.3%	10	26.3%	2	5.3%
123	24.7%	60	12.0%	14	2.8%

例数と頻度を示す．

数の平均値はかなり下がり，1日当たり，5年以下で366 mgと3.29回であった，他の群では著変はない．服用回数の範囲は，6年以上10年以下で例外的に1日20回という症例が1例あり，また21年以上の症例に16回というのがあったが，それ以外では最高12回であった．20回の症例は不随意運動が強くメネシット®を1回25 mg程度に減らしても不随意運動の出る症例であった．また服薬量の最高は1日1500 mgであった．

　表1-10にはL-ドーパの服用回数をさらに詳細に示してある．3回までの症例は食後あるいは食前に投与した症例であり，4回投与の症例は上記に午後3～4時頃あるいは就寝前に追加した症例である．5～7回の症例は，約2.5～3時間ごとに投与した症例である（実際は前の薬が切れていた頃次を服用するように指導），8～10回の症例は1.5～2時間ごとに投与した症例である（実際は前の薬が切れていた頃次を服用するように指導），11回以上投与した症例は主にジスキネジアがひどく，少量のメネシット®を再分割して投与せざるを得な

表 1-11　発症からの年数別調査時において L-ドーパ製剤を飲んでいなかった症例

発症から	例数	L-ドーパなし	抗パ薬なし	プラミペキソール	ロチゴチン	THP
5 年以下	135	16	9	2	1	5**
6-10 年	158	1	0	1*	0	0
11-15 年	114	1	0	0	1	0
16-20 年	53	0	0	0	0	0
21 年以上	38	0	0	0	0	0
合計	498	18	9	3	2	5

*トリヘキシフェニジル，セレジリンも服用．　**うち，1 例はゾニサミドも服用．

かった症例である．5 年以内の症例では，91.9％が 4 回以下の投与ですんでいるのに対し，6 年以上 10 年以下の症例では，56.3％に低下，11 年以上 15 年以下では 46.5％，16 年以上 20 年以下では 35.8％に低下し，その分 5〜7 回，8〜10 回が増えている．この点は発症から 6 年以上経つとウェアリングオフが増えてくることを意味している．

E. L-ドーパ製剤を服用していなかった症例

5 年以内の症例のうち 16 例（11.9％）が L-ドーパを服用していなかった（表 1-11）．そのうち 9 例は全く抗パーキンソン病薬を服用せず，経過のみ観察していた症例である．症状はいずれも軽かった．残り 7 例のうち 2 例はトリヘキシフェニジルのみを使用しており，プラミペキソール®，モノアミン酸化酵素 B 阻害薬，ゾニサミドとと各 1 例ずつ併用していた．これらは比較的振戦の強かった例である．残り 1 例ずつはプラミペキソールのみ，ロチゴチン®のみの症例であった．6 年以上 10 年以下，11 年以上 15 年以下のクラスには L-ドーパ非服用者が 1 例ずつあったが，1 例はプラミペキソール®，トリヘキシフェニジル，モノアミン酸化酵素 B 阻害薬を服用しており，もう 1 例はロピニロール®を服用していた．

F. ドパミンアゴニストの使用量

表 1-12 に各クラスでのドパミンアゴニスト使用者人数とその％を表示した．大部分非麦角系アゴニストである．ロピニロール®は人数が少なかったため短時間作用型と長時間作用型を一括して示してある．何らかのドパミンアゴニストを使用していた症例は 5 年以内では 25.2％と少なく，6 年以上 10 年以下のクラスで増えて 48.1％，11 年以上 15 年以下では 68.4％，15 年以上 20

年以下では 60.8％，21 年以上では 55.3％と低下した．下がった理由は色々考えられるが，経過が長くなり効かなくなった症例か，副作用のためやめざるを得なかった症例が大部分である．表 1-13 に各クラスごとに投与量の平均±標準偏差を示してあるが，5 年以内では投与量はやや低く，6 年以上 10 年以下，および 11 年以上 15 年以下のクラスでやや増えた．16 年以上 20 年以下のクラスでは，減少傾向がみられたが，これは副作用による減量，効果減弱による中止が主なものである．

G．L-ドーパ製剤，ドパミンアゴニスト以外の抗パーキンソン病の服用者

表 1-14 と 1-15 に L-ドーパ製剤，ドパミンアゴニスト以外の抗パーキンソン病薬の服用者症例数，頻度，平均値について記してある．これらは大部分 L-ドーパ製剤の効果が患者さんの満足を得るところまでいかず，L-ドーパ製剤に併用して用いたものである．

トリヘキシフェニジルの使用者は全体で 45.0％．各年代ともほぼ 40％台の併用率で，平均維持量は 2.05 mg と 1 錠が大部分であった．また何らかのドパミンアゴニスト使用者は 44.8％とトリヘキシフェニジルの使用者とほぼ等しかった．トリヘキシフェニジルの使用者は振戦のある者が多かったが，動作緩慢，歩行障害，ウェアリングオフのオフが辛い症例が含まれている．幻覚，物忘れなどで中止せざるを得なかった症例はわずかであった．認知症のある症例にはできるだけ使用しないようにしたが，振戦，動作緩慢，歩行障害，ウェアリングオフなどでやむを得ず使用した症例があったが，副作用は口渇を除き少なかった．口渇には飲水を増やすことで対処した．

アマンタジンの併用者は 25％以下が多かったが，21 年以上になると 50％以上にのぼった．アマンタジンの併用者は，ジスキネジアが出始めたことが使用の契機になることが多かったが，ジスキネジアに対する効果はあっても軽度にとどまることが多かった．また使用量は 2 錠または 4 錠が多く，朝と昼に分服するよう薦めた．

セレギリンは大部分朝昼 1 錠ずつの 2 錠使用が多かった．ジスキネジアが出始めると，これを増強していることが多く，中止せざるを得ない症例が多数あった．エンタカポンは L-ドーパ製剤と一緒に 5 錠飲むことが多かった．L-ドーパ製剤を 6 回以上に分服する場合も，エンタカポンは 5 回にとどめる場合があった．

表 1-12 発症からの年数別調査時におけるドパミンアゴニストの服

発症から	例数	プラミペキソール-CR	プラミペキソール-IR
5 年以下	135	12　8.9%	6　4.4%
6-10 年	158	33　20.9%	30　19.0%
11-15 年	114	21　18.4%	20　17.5%
16-20 年	53	9　17.0%	12　22.6%
21 年以上	38	5　13.2%	12　31.6%
合計	498	80　16.1%	80　16.1%

各群内での各薬物服用者の症例数と頻度.

表 1-13 発症からの年数別調査時におけるドパミンアゴニスト服用者の

発症からの年数	例数	プラミペキソール-CR	プラミペキソール-IR
5 年以下	135	1.38±0.46	0.52±0.16
6-10 年	158	2.04±0.97	1.44±0.76
11-15 年	114	1.58±0.75	1.91±0.80
16-20 年	53	1.42±0.66	1.40±0.76
21 年以上	38	1.75±0.65	1.35±0.79
合計	498	1.73±0.76	1.45±0.67

服用者の服用量平均±標準偏差.

表 1-14 発症からの年数別調査時における L-ドーパ, ドパミンアゴ

発症から	例数	トリヘキシフェニジル	アマンタジン	セレギリン
5 年以下	135	57　42.2%	10　6.3%	9　6.7%
6-10 年	158	72　45.6%	16　10.1%	22　13.9%
11-15 年	114	54　47.4%	27　23.7%	13　11.4%
16-20 年	53	23　43.4%	11　20.8%	6　11.3%
21 年以上	38	18　47.4%	19　50.0%	1　2.6%
合計	498	224　45.0%	83　16.7%	51　10.2%

各群内での各薬物服用者の症例数と頻度.

表 1-15 発症からの年数別調査時における L-ドーパ, ドパミンアゴニ

発症から	例数	トリヘキシフェニジル	アマンタジン	セレギリン
5 年以下	135	1.84±0.99	140±38	3.05±0.81
6-10 年	158	2.04±1.11	125±42	3.98±1.53
11-15 年	114	2.22±1.26	122±57	3.27±1.11
16-20 年	53	2.17±1.29	123±52	4.17±1.46
21 年以上	38	2.06±1.09	174±99	1.25
合計	498	2.05±1.14	137±56	3.63±1.21

服用者の服用量平均±標準偏差, 投与量はすべて 1 日当たりの mg 数.

用者症例数と頻度

ロピニロール	ロチゴチン	ペルゴリド	any DA
3 2.2%	13 9.6%	0	34 25.2%
7 4.4%	6 3.8%	0	76 48.1%
3 2.6%	16 14.0%	0	60 52.6%
1 1.9%	7 13.2%	3 5.6%	32 60.4%
0 0.0%	3 7.9%	1 2.6%	21 55.3%
14 2.8%	45 9.0%	4 0.8%	223 44.8%

用量

ロピニロール	ロチゴチン	ペルゴリド
4.75±0.79	8.65±2.91	0
6.57±1.49	9.00±1.93	0
6.33±1.07	16.31±6.96	0
6	9.32±3.40	0.67±0.16
0	21.00±6.40	1.25
6.09±1.10	12.35±4.41	0.81±0.08

ニスト以外の抗パーキンソン病薬の服用者症例数と頻度

エンタカポン	ゾニサミド	イストラデフィリン	ドプス
5 3.7%	10 7.4%	0 0.0%	0 0.0%
13 8.2%	19 12.0%	3 1.9%	0 0.0%
19 16.7%	16 14.0%	4 3.5%	1 0.9%
12 22.6%	11 20.8%	2 3.8%	1 1.9%
8 21.1%	8 21.1%	1 2.6%	0 0.0%
57 11.4%	64 12.9%	10 2.0%	2 0.4%

スト以外の抗パーキンソン病薬服用者投与量

エンタカポン	ゾニサミド	イストラデフィリン	ドプス
440±90	55.0±15.3	0	0
531±152	32.9±11.4	26.7±3.9	0
474±189	35.9±14.5	30.0±5.8	300
483±218	31.8±13.9	20±3.8	300
488±216	43.8±21.1	40	0
488±166	38.3±14.5	28.0±4.2	300

表 1-16 発症からの年数別調査時における各症状の頻度

発症から	症例	L-ドーパ服用量	Hoehn & Yahr	振戦	
5年以下	135	366±223	2.24±0.98	31	23.0%
6-10年	158	610±256	2.54±0.94	21	13.3%
11-15年	114	731±285	2.91±0.88	13	11.4%
16-20年	53	741±295	3.28±0.94	9	17.0%
21年以上	38	703±251	3.00±0.86	6	15.8%
合計	498	613±297	2.66±0.99	80	16.1%

L-ドーパ服用量と Hoehn & Yahr は各群の全症例の平均値±標準偏差，各症状は各

表 1-17 発症からの年数別調査時における各症状の重症度（UPDRS に

発症からの年数	例数	L-ドーパ服用量	Hoehn & Yahr	振戦
5年以下	135	366±223	2.24±0.98	1.84±0.82
6-10年	158	610±256	2.54±0.94	1.90±0.67
11-15年	114	731±285	2.91±0.88	2.23±0.74
16-20年	53	741±295	3.28±0.94	1.89±0.75
21年以上	38	703±251	3.00±0.86	1.67±0.64
合計	498	613±297	2.66±0.99	1.91±0.74

L-ドーパ服用量と Hoehn & Yahr 重症度は全症例の平均±標準偏差，振戦，固縮，

　ゾニサミドは 25〜50 mg 併用の症例が大部分であった．主に振戦が他の薬物で良くならない場合に併用した，振戦には比較的効いたが，トリヘキシフェニジルに比べると効果が弱い印象であった．イストラデフィリンはまだ症例数が少なく，効果に関しては結論を控えたい．ドプス®はほとんど無効であった．

H. 調査時点での各症状

　調査時点での振戦，固縮，動作緩慢，歩行障害，後方突進の有症状者の人数と調査時における症状発生からの経過年数別の頻度を表 1-16 に，各症状の UPDRS での重症度を表 1-17 に示してある．振戦，固縮は症状の最も強い部位で評価し，動作緩慢は全体的動作緩慢で評価してある．後方突進の 3 は歩いているうちにも倒れそうになる場合，4 は歩けない場合を意味するようにオリジナルを一部変えた．振戦は 5 年以内が最も高く，23.0%にみられた．これは治療早期でまだ振戦がよく治療に反応していない症例が含まれているのが一因と

固縮		動作緩慢		歩行障害		後方突進	
49	36.3%	106	78.5%	95	70.4%	33	24.4%
54	34.2%	127	80.4%	124	78.5%	45	28.5%
62	54.4%	104	91.2%	97	85.1%	46	40.4%
27	50.9%	49	92.5%	48	90.6%	28	52.8%
15	39.5%	35	92.2%	36	94.7%	14	36.8%
207	41.6%	421	84.5%	400	80.3%	166	33.3%

群別の有症状の症例数と頻度を示す.

よる)

固縮	動作緩慢	歩行障害	後方突進
1.55±0.85	1.56±0.86	1.61±0.98	2.09±0.94
1.61±0.85	1.69±0.91	1.61±0.98	1.98±0.95
1.68±0.98	1.93±0.93	2.03±1.08	2.13±1.11
1.74±1.00	2.27±0.94	2.42±1.08	2.36±1.33
1.93±1.11	2.06±0.88	2.03±0.96	2.21±1.21
1.66±0.93	1.81±0.95	1.90±1.08	2.13±1.08

動作緩慢, 歩行障害, 後方突進は当該症状ありの症例の平均値±標準偏差を示す.

思われた. 初発症状の50％が振戦で始まることを考えると, 振戦の有症状者が全体でも16.1％ということは, 振戦が比較的治りやすい症状であることを示している.

　固縮は患者さんは気づかないことが多く, また動作緩慢の原因とはならないが, 11年以上のクラスでみると約半数の症例がこれを示している. 段々手足の固縮よりは頸部の固縮が残るようになってきている. 動作緩慢はL-ドーパ製剤で良くなるが, 完全には良くならない. 発症後5年以内の症例でも78.5％, 11年以上では90％以上にこれが残っていた.

　歩行障害もL-ドーパ製剤で良くなる症状の1つであるが, 軽度の歩行障害は多数の症例で残り, 16年以上のクラスになると90％以上の症例で歩行障害が残った. 後方突進は比較的よく改善し, 歩行障害が90.6％に達する16年以上のクラスでも52.8％にとどまった.

表 1-18　発症からの年数別調査時における動作緩慢とその重症度の内訳

発症から	例数	動作緩慢		0		1		2	
5年以下	135	106	78.5%	29	21.5%	56	41.5%	41	30.4%
6-10年	158	127	80.4%	31	19.6%	57	36.1%	53	33.5%
11-15年	114	104	91.2%	10	8.8%	36	31.6%	39	34.2%
16-20年	53	49	92.5%	4	7.5%	9	17.0%	18	34.0%
21年以上	38	35	92.2%	3	7.9%	8	21.1%	17	44.7%
合計	498	421	84.5%	77	15.5%	166	33.3%	168	33.7%

動作緩慢は各群で動作緩慢のあった症例数とその頻度を示す．0，1，2，3，4 は UPDRS

表 1-19　発症からの年数別調査時における歩行障害とその重症度の内訳

発症から	例数	歩行障害		0		1		2	
5年以下	135	95	70.4%	40	29.6%	52	38.5%	30	22.2%
6-10年	158	124	78.5%	34	21.5%	56	35.4%	42	26.6%
11-15年	114	97	85.1%	17	14.9%	32	28.1%	32	28.1%
16-20年	53	48	90.6%	5	9.4%	7	13.2%	19	35.8%
21年以上	38	36	94.7%	2	5.3%	11	28.9%	15	39.5%
合計	498	400	80.3%	98	19.7%	158	31.7%	138	27.7%

歩行障害は各群で歩行障害のあった症例数とその頻度を示す．0，1，2，3，4 は UPDRS

　これら症状の UPDRS による平均値と標準偏差は表 1-17 に示してあるが，この表を見ると，振戦は経過年数が長くなっても有症状者の障害度は上がらないが，固縮，動作緩慢，歩行障害，後方突進は経過年数とともに障害度は上昇した．ただし 21 年以上のクラスは，これらの症状は下がる傾向をみせたが，これはこのクラスには若年発症で経過の良い症例が多数入ったためと考えられる．

I. 動作緩慢，歩行障害，後方突進についての発症年度別の重症度

　平均値と標準偏差のみでは重症度の推移をくみとることが難しいので，発症からの年数別に動作緩慢の重症度を表 1-18 に示した．UPDRS で重症度 0 の症例は，5 年以内で 21.5%，6 年以上 10 年以下で 19.6%，11 年以上 15 年以下では 8.8%，16 年以上 20 年以下では 7.5% と推移した．1 度以下の症例もそれぞれ 63.0% から 16 年以上 20 年以下の症例では 24.5% に低下した．21 年以上では多少の上昇がみられ，28.9% であった．2 度以下の症例をみると，5 年以下では 93.3%，16 年以上 20 年以下では 58.5% に低下した．これを通覧す

3		4		1以下		2以下	
9	6.7%	0	0.0%	85	63.0%	126	93.3%
17	10.8%	0	0.0%	88	55.7%	141	89.2%
29	25.4%	0	0.0%	46	40.4%	85	74.6%
22	41.5%	0	0.0%	13	24.5%	31	58.5%
10	26.3%	0	0.0%	11	28.9%	28	73.7%
87	17.5%	0	0.0%	243	48.8%	411	82.5%

の重症度を示す．

3		4		1以下		2以下	
11	8.1%	2	1.5%	92	68.1%	122	90.4%
24	15.2%	2	1.3%	90	57.0%	132	83.5%
30	26.3%	3	2.6%	49	43.0%	81	71.1%
17	32.1%	5	9.4%	12	22.6%	31	58.4%
8	21.1%	2	5.3%	13	34.2%	28	73.7%
90	18.1%	14	2.8%	256	51.4%	394	79.1%

の重症度を示す．

　ると発症から15年以内では比較的良いことがわかる．

　次に歩行障害で同様の経過をみたものを表1-19に示す．歩行障害のない症例は，5年以下の29.6%から徐々に下がり，21年以上では5.3%に減少した．軽度の歩行障害の症例は，5年以下の症例の38.5%から徐々に低下し，16年以上20年以下の症例では13.2%であった．21年以上になるとこれが28.9%に上昇する．2度の症例は，11年以上15年以下の症例までは30%以下であったのに対し，16年以上20年以下の症例では35.8%に増加した．3度の症例は，16年以上20年以下の症例まで増加の一途をたどり．16年以上20年以下の症例では32.1%であった．21年以上の症例ではやや改善して21.1%であった．1度以下の症例は5年以下の症例では68.1%あったのが徐々に下がり，16年以上20年以下の症例では22.6%に下がった．自分1人で安全に歩ける2度までを加えた2度以下の症例でみると，5年以下では90.4%，16年以上20年以下の症例でも58.4%がこれに相当した．

表 1-20 発症からの年数別調査時における後方突進とその重症度の内訳

発症からの年数	例数	後方突進		0		1		2	
5年以下	135	33	24.4%	102	75.6%	2	1.5%	28	20.7%
6-10年	158	45	28.5%	113	71.5%	7	4.4%	34	21.5%
11-15年	114	46	40.4%	68	59.6%	2	1.8%	39	34.2%
16-20年	53	28	52.8%	25	47.2%	2	3.8%	19	35.8%
21年以上	38	14	36.8%	24	63.2%	3	7.9%	7	18.4%
合計	498	166	33.3%	332	66.7%	16	3.2%	127	25.5%

後方突進は各群で後方突進のあった症例数とその頻度を示す．0，1，2，3，4 は UPDRS の

表 1-21 発症からの年数別調査時におけるウェアリングオフ，ジスキネジア，

発症から	例数	ウェアリングオフ		ジスキネジア		すくみ足	
5年以下	135	24	17.8%	3	2.2%	41	30.4%
6-10年	158	89	56.3%	28	17.7%	88	55.7%
11-15年	114	86	75.4%	36	31.6%	67	58.8%
16-20年	53	39	73.6%	20	37.7%	35	66.0%
21年以上	38	29	76.3%	21	55.3%	29	76.3%
合計	498	267	53.6%	108	21.7%	260	52.2%

各群での各症状ありの人の症例数とその頻度を示す．

　後方突進は表 1-20 にまとめてあるが，後方突進のみられない症例は，5年以下の症例で 75.6％に達し，16 年以上 20 年以下の症例まで漸減したが，それでも 47.2％の症例に後方突進がみられなかった．1 人で安全に歩ける 2 度以下の症例は 11 年以上 15 年以下の症例でも 95.6％に達し，最も悪かった 16 年以上 20 年以下の症例でも 86.8％に達した．

J．ウェアリングオフ，ジスキネジア，すくみ足，幻覚，認知症

　ウェアリングオフ，ジスキネジア，すくみ足，幻覚，認知症の有症状症例の各群別の症例数，頻度を表 1-21 に，重症度の平均値と標準偏差を表 1-22 に示した．重症度の評価尺度は方法に示した通りである．5 段階表示としたが，すくみ足のみは，主に家庭で出現するが診察室では出現しないものを 1，診察室でも出現するものを 2 とした 3 段階評価である．

　ウェアリングオフは，5 年以下の群では 17.8％と低かったが，6 年以上 10 年以内の症例では 56.3％，11 年以上の群では大体 75％に上昇した．これを通

3		4		1以下		2以下	
1	0.7%	2	1.5%	104	77.0%	132	97.8%
2	1.3%	2	1.3%	120	75.9%	154	97.5%
2	1.8%	3	2.6%	70	61.4%	109	95.6%
2	3.8%	5	9.4%	27	50.9%	46	86.8%
2	5.3%	2	5.3%	27	71.1%	34	89.5%
9	1.8%	14	2.8%	348	69.9%	475	95.4%

重症度を示す．

すくみ足, 幻覚, 認知症の症例数と頻度

幻覚		認知症	
5	3.7%	16	11.9%
7	4.4%	22	13.9%
5	4.4%	35	30.7%
7	13.2%	21	39.6%
4	10.5%	8	21.1%
28	5.6%	102	20.5%

　一覧すると約4分の1の症例では発症後21年以上経ってもウェアリングオフを生じないことがわかる．

　ジスキネジアは，5年以内の症例では2.2%と低く，6年以上10年以下の症例でも17.7%，11年以上15年以下の症例で31.6%，16年以上20年以下の症例で37.7%であった．21年以上の症例になると55.3%に上昇する．

　すくみ足は，5年以下の症例でも30.4%にみられ，以後漸増して21年以上の症例では76.3%に達した．

　幻覚は低く，5年以下の症例で3.7%，16年以上20年以下の症例でも13.2%にとどまった．これは幻覚が出た状態で，ドネペジル（アリセプト®），クエチアピン（セロクエル®）などで治療し，調査時点では消えていた症例がかなりあったためと思われる．

　認知症は5年以下の症例で11.9%，以下漸増し16年以上20年以下の症例では39.6%に認知症がみられた．実に40%が認知症を起こしている．21年以

表 1-22 発症からの年数別調査時におけるウェアリングオ

発症から	例数	ウェアリングオフ	ジスキネジア
5年以下	135	1.50±0.63	1.00±0.15
6-10年	158	1.96±1.11	1.25±0.51
11-15年	114	1.93±1.07	1.22±0.61
16-20年	53	2.21±1.14	1.65±0.90
21年以上	38	2.28±1.29	1.71±0.94
合計	498	1.98±1.14	1.40±0.63

各群での各症状ありの人の重症度の平均値±標準偏差（各症状の重

表 1-23 発症からの年数別調査時におけるウェアリングオフ現象

発症から	症例数	ウェアリングオフ		0		1	
5年以下	135	24	17.8%	111	82.2%	14	10.4%
6-10年	158	89	56.3%	69	43.7%	22	13.9%
11-15年	114	86	75.4%	28	24.6%	27	23.7%
16-20年	53	39	73.6%	14	26.4%	5	9.4%
21年以上	38	29	76.3%	9	23.7%	8	21.1%
合計	498	267	53.6%	231	46.4%	76	15.3%

ウェアリングオフは各群で有症例者の重症度平均±標準偏差を示す．0，1，

上の症例ではこれは21.1％に減少している．これは若年発症の症例がかなり入ったためと考えられる．

これら症状の重症度の平均値と標準偏差を表 1-22 に示してあるが，ほぼ 5 年以下の症例から，21 年以上の症例に向けて漸増していた．

K. ウェアリングオフ，ジスキネジアの発症からの年数別の重症度

表 1-23 にウェアリングオフの平均値と重症度をまとめてある．重症度の平均値のみでは状態がよくわからないので，重症度分布を調べた．ウェアリングオフの重症度分布は，5年以下の群では，なしが82.2％，1以下が92.6％，3は1.5％で問題なかった．1はL-ドーパ服用回数が4回以下であるから大きな不自由はない．2は，5～7回でやや面倒と思われる．この群は5.9％であった．一方ジスキネジアの重症度分布は表 1-24 にまとめてあるが，5年以下の群では0が97.8％，1以下が100％で問題になることはなかった．1は本人は気がつかない程度の軽度のジスキネジアである．

次に6年以上10年以下の群をみると，ウェアリングオフのない症例が

フ，ジスキネジア，すくみ足，幻覚，認知症の重症度

すくみ足	幻覚	認知症
1.32±0.66	1.20±0.24	1.19±0.42
1.26±0.71	1.29±0.28	1.59±0.61
1.43±0.80	1.60±0.34	1.43±0.81
1.46±0.80	1.65±0.66	1.52±0.85
1.48±0.77	1.50±0.49	1.75±0.84
1.37±0.77	1.43±0.37	1.52±0.69

度については方法を参照)．

の重症度

2		3		4		1以下		3以上	
8	5.9%	2	1.5%	0	0.0%	125	92.6%	2	1.5%
53	33.5%	10	6.3%	4	2.5%	91	57.6%	14	8.9%
40	35.1%	17	14.9%	2	1.8%	55	48.2%	19	16.7%
22	41.5%	11	20.8%	1	1.9%	19	35.8%	12	20.3%
8	21.1%	10	26.3%	3	7.9%	17	44.8%	13	34.2%
131	26.3%	50	10.0%	10	2.0%	307	61.6%	60	12.0%

2，3，4は重症度を示す（ウェアリングオフの重症度については方法参照)．

43.7%と5年以下の群より低下し，1が13.9%，2が33.5%と上昇している．1以下の症例は57.6%であった．2はL-ドーパ製剤を5〜7回飲まなければならない群で，頻回のL-ドーパ投与にやや不便を感じている群である．この群では3以上が8.9%とやや高い．約10%の患者さんは頻回にL-ドーパを飲むことに不自由を感じている．一方ジスキネジアはまだ低く，0が82.3%，ジスキネジアの存在をほとんど意識しない軽度のものは13.3%で1以下は95.6%であった，意識するが不自由とまではいかない2は4.4%で3と4は0%であった．つまり全員2以下であった．この群でもジスキネジアはわずかの例を除き問題にはならなかった．

次に11年以上15年以下の群を見ると，ウェアリングオフについては0が24.6%とさらに下がり，1は23.7%，1以下は48.2%であった．2は35.1%と上昇，3以上は16.7%，2以上は51.8%で，約半数がL-ドーパ製剤を頻回に飲むことに不自由を覚えていた．一方ジスキネジアの頻度は，0が68.4%，1が24.6%，2が7%で3以上はなかった．1以下が93%を占め，一部の症例

表 1-24 発症からの年数別調査時におけるジスキネジアの重症度

発症から	症例数	ジスキネジア		0		1		2	
5年以下	135	3	2.2%	132	97.8%	3	2.2%	0	0.0%
6-10年	158	28	17.7%	130	82.3%	21	13.3%	7	4.4%
11-15年	114	36	31.6%	78	68.4%	28	24.6%	8	7.0%
16-20年	53	20	37.7%	33	62.3%	9	17.0%	9	17.0%
21年以上	38	21	55.3%	17	44.7%	7	18.4%	13	34.2%
合計	498	108	21.7%	390	78.3%	68	13.7%	37	7.4%

ジスキネジアは各群で有症例者の重症度平均±標準偏差を示す．0, 1, 2, 3, 4 は重症度を示

表 1-25 発症からの年数別調査時における発症年齢の分布

発症から	症例数	発症年齢	39歳以下		40-49歳	
5年以下	135	66.2±10.0	3	2.2%	2	1.5%
6-10年	158	62.5±9.2	1	0.6%	14	8.9%
11-15年	114	58.4±8.4	1	0.9%	15	13.2%
16-20年	53	53.8±8.9	3	5.7%	12	22.6%
21年以上	38	43.4±12.7	14	36.8%	9	23.7%
合計	498	60.3±11.4	22	4.4%	52	10.4%

を除きジスキネジアが問題となることはないと考えられた．

次に 16 年以上 20 年以下の群を見ると，ウェアリングオフは，0 が 26.4% と少なく，1 が 9.4%，1 以下は 35.8% であった．2 が 41.5%，3 が 20.8%，4 が 1.9% で 2 以上が 3 分の 2 を占めた．一方ジスキネジアは 0 が 62.3% と過半数を占め，1 と 2 はそれぞれ 17% ずつで，1 以下は 79.3% であった．3 は 3.8% で，一部の症例を除き大きな問題になることはないと考えられた．

次に 21 年以上の群を見ると，ウェアリングオフは，0 が 23.7% とさらに低下し，1 と 2 はそれぞれ 15.1%，1 以下は 44.8% であった．3 が最も多く 26.3% であった．4 も 7.9% で合わせると 34.2% で，この群ではウェアリングオフが問題であった．一方ジスキネジアは，0 が 44.7% と低く，1 が 18.4%，1 以下は 63.2% であった．2 が 34.2%，3 が 2.6% であり，この群でもジスキネジアは一部の症例を除き大きな問題となることはないと考えられた．

以上通覧するとウェアリングオフは問題であるが，ジスキネジアはいずれの群でも，一部の症例を除き大きな問題になることはないと考えられた．

3		4		1以下		3以上	
0	0.0%	0	0.0%	135	100%	0	0.0%
0	0.0%	0	0.0%	151	95.6%	0	0.0%
0	0.0%	0	0.0%	106	93.0%	0	0.0%
2	3.8%	0	0.0%	42	79.3%	2	3.8%
1	2.6%	0	0.0%	24	63.2%	1	2.6%
3	0.6%	0	0.0%	458	92.0%	3	0.6%

す(ジスキネジアの重症度については方法参照).

50-59歳		60-69歳		70-79歳		80-歳	
25	18.5%	48	35.6%	49	36.3%	8	5.9%
43	27.2%	64	40.5%	32	20.3%	4	2.5%
44	38.6%	43	37.7%	11	9.6%	0	0.0%
23	43.4%	15	13.2%	0	0.0%	0	0.0%
12	31.6%	2	5.3%	1	2.6%	0	0.0%
147	29.5%	172	34.5%	93	18.7%	12	2.4%

4 発症年齢別解析

A. 発症年齢別症例数

　次に発症後の年代別に発症年齢の分布を見たものを表 1-25 に示す．これを見ると，発症年齢は年代を追うごとに低くなり，発症後 5 年以内の症例では発症年齢が 66.2±10.0 歳であったのが，発症後 21 年以上の症例では，43.4±12.7 歳になっていた．それで今度は発症年齢別の予後を検討した．

　発症年齢別に症例数を見ると（表 1-26），60 歳から 69 歳の発症が最も多く172 例，ついで 50 歳から 59 歳の 147 例，70 歳以上の 93 例であった．40 歳から 49 歳の発症も 52 例を数えた．経過年数は 39 歳以下の 24.6±13.4 年を筆頭に徐々にさがり，70 歳以上では 5.9±3.7 年であった．

B. 発症年齢別初発症状

　初発症状は表 1-27 にまとめた．各群によりかなりばらつきがあったが，ふるえがどの群でも 1 位を占めており，歩行障害，動作緩慢がこれに続いた．

C. 発症年齢別 Hoehn & Yahr 重症度

Hoehn & Yahr 重症度をみると（表 1-28），39 歳以下の群が 24.6±13.4 と経過年数が最も長いにもかかわらず，Hoehn & Yahr 重症度は 2.32±0.70 で軽く，以下発症年齢が上がるにつれ経過年数は短くなるにもかかわらず，Hoehn & Yahr 重症度は徐々に上がり，70 歳以上では 2.99±1.01 であった（P＝

表 1-26 発症年齢別調査時点における症例数，年齢，男女比，発症年齢，経過年数，経過年数の範囲

発症年齢	症例数	年齢	男/女	発症年齢	経過年数	範囲
39歳以下	22	53.0±12.2	12/10	31.0±7.0	24.6±13.4	1-52
40-49歳	52	58.9±7.2	26/26	44.9±3.0	14.6±6.3	3-28
50-59歳	147	66.1±6.2	62/85	55.1±2.9	11.6±6.1	2-34
60-69歳	172	72.4±5.1	68/104	64.3±2.9	8.7±4.7	1-22
70歳以上	105	79.7±4.6	54/51	74.3±3.8	5.9±3.7	1-25
合計	498	69.9±9.3	222/276	60.2±11.4	10.3±7.1	1-52

男女比，年齢，発症年齢，経過年数（年）を示す．発症年齢と経過年数は平均±標準偏差を示す．範囲は経過年数の範囲（年）.

表 1-27 発症年齢別初発症状

発症年齢	症例数	ふるえ		歩行障害		動作緩慢	
39歳以下	22	12	54.5%	2	9.1%	8	36.4%
40-49歳	52	19	36.5%	18	34.6%	15	28.8%
50-59歳	147	69	46.9%	54	36.7%	24	16.3%
60-69歳	172	101	58.7%	49	28.5%	22	12.8%
70歳以上	105	47	44.8%	43	41.0%	15	14.3%
合計	498	248	49.8%	166	33.3%	84	16.9%

発症年齢別初発症状の症例数と頻度を示す．

表 1-28 発症年齢別調査時における Hoehn & Yahr 重症度

発症年齢	症例数	Hoehn & Yahr	0度		1度		2度	
39歳以下	22	2.32±0.70	1	4.5%	0	0.0%	12	54.5%
40-49歳	52	2.40±0.63	0	0.0%	0	0.0%	35	67.3%
50-59歳	147	2.56±1.00	6	4.1%	2	1.4%	74	50.3%
60-69歳	172	2.66±1.05	7	4.1%	5	2.9%	71	41.3%
70歳以上	105	2.99±1.01	2	1.9%	1	1.0%	33	31.4%
合計	498	2.66±0.99	16	3.2%	8	1.6%	224	45.0%

Hoehn & Yahr は各群内での全症例の平均±標準偏差，各群内での度数と頻度を示す．

0.0032). Hoehn & Yahr 重症度の内容をみても一応 1 人でできる 3 度以下の症例は，39 歳以前発症が 100%，40 歳代発症が，92.3%，50 歳代発症が 80.3%，60 歳代発症が 79.5%，70 歳以後が 67.6% と漸減していた．70 歳代のところで段差がみられた．

D. 発症年齢別 L-ドーパの投与量，投与回数

次に L-ドーパ製剤の投与量，投与回数をみてみると（表 1-29），L-ドーパ服用量は 40 歳代発症に最も多く，服用回数も 6 回を超えていた．発症年齢が高齢化するに従い L-ドーパ服用量，服用回数も漸減した．服用回数も 40 歳代発症が最も多く，L-ドーパ製剤を 5 回以上必要とするものが約 6 割を占めた．

E. 発症年齢別ドパミンアゴニストの使用状況

次にドパミンアゴニストの併用状況をみると（表 1-30，1-31），39 歳以前，40 歳代，50 歳代の発症者は 50% 以上併用しているが，以後急速に低下し，70 歳以上発症では 21.9% であった．

F. 発症年齢別 L-ドーパ，ドパミンアゴニスト以外の併用薬の使用状況

次にドパミンアゴニスト以外の併用薬の使用状況をみると（表 1-32，1-33），トリヘキシフェニジルについては 39 歳以前および 40 歳代の発症者で 60% を超える併用率であるが，50 歳代（41.5%），60 歳代（44.2%）でやや下がり，70 歳以上の発症者では 35.2% であった．アマンタジンは 39 歳以下の発症者の 50% を筆頭として，それ以後徐々に下がり，70 歳以後の発症者では 10.5% であった．トリヘキシフェニジルの使用量は大部分の症例で 2 mg 以下である（表 1-33）．

セレギリン，エンタカポン，ゾニサミドの使用者は 10% 台にとどまった．

3 度		4 度		5 度		3 度以下	
9	40.9%	0	0.0%	0	0.0%	22	100%
13	25.0%	4	7.7%	0	0.0%	48	92.4%
36	24.5%	26	17.7%	3	2.0%	118	80.3%
52	31.2%	31	18.0%	6	3.5%	135	78.5%
35	33.3%	28	26.7%	6	5.7%	71	66.4%
146	29.3%	89	17.9%	15	3.0%	394	79.1%

表 1-29 発症年齢別調査時点における L-ドーパの服用回数

発症年齢	人数	経過年数（年）	L-ドーパ服用量	服用回数
39 歳以下	22	24.6±13.4	573±291	5.18±3.60
40-49 歳	52	14.6±6.3	679±311	6.23±3.20
50-59 歳	147	11.5±6.1	618±319	5.03±2.73
60-69 歳	172	8.7±4.7	592±291	4.57±2.45
70 歳以上	105	5.9±3.7	507±240	3.43±1.39
合計	498	10.3±7.1	590±297	4.67±2.64

L-ドーパ服用量と服用回数は全症例の平均値±標準偏差．L-ドーパ服用回数は各群

表 1-30 発症年齢別調査時点におけるドパミンアゴニストの服用者症

発症年齢	症例数	プラミペキソール-CR	プラミペキソール-IR
39 歳以下	22	5　22.7%	8　36.4%
40-49 歳	52	13　25.0%	12　23.1%
50-59 歳	147	27　18.4%	32　21.8%
60-69 歳	172	25　14.5%	21　12.2%
70 歳以上	105	10　9.5%	7　6.7%
合計	498	80　16.1%	80　16.1%

各群内での各薬物服用者の症例数と頻度．

表 1-31 発症年齢別調査時点におけるドパミンアゴニスト服用者の服

発症年齢	症例数	プラミペキソール-CR	プラミペキソール-IR
39 歳以下	22	1.83±0.83	1.22±0.77
40-49 歳	52	2.34±1.17	1.98±1.00
50-59 歳	147	1.75±0.85	1.57±0.83
60-69 歳	172	1.56±0.63	1.39±0.54
70 歳以上	105	1.29±0.40	0.68±0.21
合計	498	1.73±0.76	1.45±0.67

各群内での服用者の平均±標準偏差．

表 1-32 発症年齢別調査時点における L-ドーパ，ドパミンアゴニスト

発症年齢	症例数	トリヘキシフェニジル	アマンタジン	セレギリン
39 歳以下	22	14　63.6%	11　50.0%	1　4.5%
40-49 歳	52	35　67.3%	18　34.6%	5　9.6%
50-59 歳	147	61　41.5%	24　16.3%	23　15.6%
60-69 歳	172	76　44.2%	18　10.5%	15　8.7%
70 歳以上	105	38　36.2%	12　11.4%	7　6.7%
合計	498	224　45.0%	83　16.7%	51　10.2%

各群内での各薬物服用者の症例数と頻度．

0-4回		5-7回		8-10回		11回以上	
12	54.5%	6	27.3%	3	13.6%	1	4.5%
20	38.5%	14	26.9%	13	25.0%	5	9.6%
74	50.3%	47	32.0%	23	15.6%	3	2.0%
106	61.6%	44	25.6%	17	9.9%	5	2.9%
89	85.7%	12	10.5%	4	3.8%	0	0.0%
301	60.4%	123	24.7%	60	12.0%	14	2.8%

内での症例数と頻度を示す.

例数と頻度

ロービニロール		ロチゴチン		ペルゴリド		any DA	
0	0.0%	0	0.0%	0	0.0%	13	59.1%
0	0.0%	8	15.4%	2	3.8%	35	67.3%
6	4.1%	14	9.5%	2	1.4%	81	55.1%
7	4.1%	18	10.5%	0	0.0%	71	41.3%
1	1.0%	5	4.8%	0	0.0%	23	21.9%
14	2.8%	45	9.0%	4	0.8%	223	44.8%

用量

ロービニロール	ロチゴチン	ペルゴリド
0	0	0
0	16.88±7.02	0.63±0.12
6.83±1.42	14.95±5.52	1.00±0.12
5.75±1.29	9.25±3.38	0
4	9.00±2.11	0
6.09±1.10	12.35±4.41	0.81±0.08

以外の抗パーキンソン病薬服用者投与量

エンタカポン		ゾニサミド		イストラディフィリン		ドプス	
5	2.3%	5	2.3%	0	0.0%	1	4.5%
11	21.2%	11	21.2%	0	0.0%	1	1.9%
22	15.0%	21	14.3%	6	4.1%	0	0.0%
15	8.7%	21	12.2%	3	1.7%	0	0.0%
4	3.8%	6	5.7%	1	0.9%	0	0.0%
57	11.4%	64	12.9%	10	2.0%	2	0.4%

表 1-33 発症年齢別調査時点における L-ドーパ, ドパミンアゴニスト以

発症年齢	症例数	トリヘキシフェニジル	アマンタジン	セレギリン
39歳以下	22	2.36±1.34	155±94	2.50
40-49歳	52	2.24±1.32	164±86	4.50±1.45
50-59歳	147	2.15±1.17	129±51	3.48±1.44
60-69歳	172	1.95±1.06	117±39	3.67±1.10
70歳以上	105	1.76±0.88	132±42	3.75±1.05
合計	498	2.05±1.14	137±56	3.63±1.21

服用者の服用量平均±標準偏差. 投与量は全て 1 日当たりの mg 数.

表 1-34 発症年齢別調査時点における主要症状

発症年齢	症例数	L-ドーパ服用量	Hoehn & Yahr	振戦	
39歳以下	22	573±291	2.32±0.70	7	31.8%
40-49歳	52	679±311	2.40±0.63	6	11.5%
50-59歳	147	618±319	2.56±1.00	17	11.6%
60-69歳	172	592±291	2.66±1.05	34	19.8%
70歳以上	105	509±242	3.00±1.00	16	15.2%
合計	498	613±297	2.66±0.99	80	16.1%

L-ドーパ服用量と Hoehn & Yahr は各群の全症例の平均値±標準偏差. 各症状は各

G. 発症年齢別各症状の出現頻度と各症状の重症度

　次に現在ある症状を発症年齢別にみると, 動作緩慢, 歩行障害, 後方突進が発症年齢が上がると有症状者の割合も上がってくるのに対し, 振戦と固縮はそのような関係はなかった (表 1-34). 経過年数は 39 歳以前発症が最も長く (24.6±13.4), 70 歳以上発症は最も短かったのに対し (5.9±3.7), 動作緩慢, 歩行障害, 後方突進のスコアは 70 歳以上発症の群で最も高かった. 特に後方突進は 60〜69 歳では 32.0% であったのが, 70 歳以上になると 53.3% に上昇した (P=0.0016).

　各群での UPDRS スコアに分布を発症年代別にみると (表 1-35), これは有症状者の平均と標準偏差であるが, 動作緩慢, 歩行障害, 後方突進では, 経過年数の最も短い 70 歳以上の症例で最も高く, 経過年数の長い 39 歳以下の症例で最も低かった. ただし後方突進については 60 歳以上 70 歳以下が最も高かったが, 70 歳以上の平均が 2.18, 60 歳から 70 歳が, 2.22 であった.

外の抗パーキンソン病薬服用者平均投与量

エンタカポン	ゾニサミド	イストラディフィリン	ドプス
340±151	50.0±24.7	0	300
464±201	34.1±15.0	0	300
532±202	40.5±16.5	26.7±5.6	0
507±151	32.3±11.7	26.7±3.7	0
367±60	40.9±11.4	40	0
488±166	38.3±14.5	28.0±4.2	300

固縮		動作緩慢		歩行障害		後方突進	
9	40.9%	17	77.3%	17	77.3%	3	13.6%
20	38.5%	41	78.8%	37	71.1%	8	15.4%
67	45.6%	122	83.0%	113	76.9%	44	29.9%
66	38.4%	142	82.6%	136	79.1%	55	32.0%
45	42.9%	99	94.3%	97	92.4%	56	53.3%
207	41.6%	421	84.5%	400	80.3%	166	33.3%

群別の有症状の症例数と頻度を示す．

H. 発症年齢別動作緩慢，歩行障害，後方突進の重症度分布

次に平均値と標準偏差のみでは，各群の実態がよくわからないので，各群につき，動作緩慢（表1-36），歩行障害（表1-37），後方突進（表1-38）の重症度の分布をみた．動作緩慢については軽度の1以下が39歳以前発症の63.6%から発症年齢が上がるにつれ徐々に低下し，罹病期間の最も短い70歳以上発症の症例では34.3%に低下した．遅いながらも身の回りのことはすべて自分でできる2を加え，2以下の症例をみると39歳以下発症の症例では90.9%であったのが徐々に低下し，70歳以上発症の症例では77.1%に低下した．70歳以上の発症の症例でも，8割近くの症例は身の回りのことが自分でできると判断された．

次に歩行障害について同様にみると，1以下の症例は罹病期間の最も長い39歳以下発症の症例で68.2%であったのに対し，罹病期間の最も短い70歳以上で発症した症例では36.2%に低下した．これにどこへでも一応1人で行ける障

表1-35 発症年齢別調査時点における各症状の重症度（UPDRS）

発症年齢	症例数	L-ドーパ服用量	Hoehn & Yahr	振戦
39歳以下	22	573±291	2.32±0.70	1.57±0.78
40-49歳	52	679±311	2.40±0.63	1.83±0.63
50-59歳	147	618±319	2.56±1.00	2.00±0.68
60-69歳	172	592±291	2.66±1.05	1.97±0.81
70歳以上	105	509±242	3.00±1.00	1.88±0.70
合計	498	613±297	2.66±0.99	1.91±0.74

L-ドーパ服用量とHoehn & Yahr重症度は全症例の平均±標準偏差，振戦，固縮，

表1-36 発症年齢別調査時点における動作緩慢の重症度

発症年齢	症例数	動作緩慢		0		1		2	
39歳以下	22	17	77.3%	5	22.7%	9	40.9%	6	27.3%
40-49歳	52	41	78.8%	11	21.2%	20	38.5%	16	30.8%
50-59歳	147	122	83.0%	25	17.0%	53	36.1%	44	29.9%
60-69歳	172	142	82.6%	30	17.4%	54	31.4%	57	31.3%
70歳以上	105	99	94.3%	6	5.7%	30	28.6%	45	42.9%
合計	498	421	84.5%	77	15.5%	166	33.3%	168	33.7%

動作緩慢は各群で動作緩慢のあった症例数とその頻度を示す．0, 1, 2, 3, 4はUPDRS

表1-37 発症年齢別調査時点における歩行障害の重症度

発症年齢	症例数	歩行障害		0		1		2	
39歳以下	22	17	77.3%	5	22.7%	10	45.5%	7	31.8%
40-49歳	52	37	71.1%	15	28.8%	18	34.6%	14	26.9%
50-59歳	147	113	76.9%	34	23.1%	50	34.0%	34	23.1%
60-69歳	172	136	79.1%	36	20.9%	50	29.1%	50	29.1%
70歳以上	105	97	92.4%	8	7.6%	30	28.6%	33	31.4%
合計	504	400	80.3%	98	19.7%	158	31.7%	138	27.7%

歩行障害は各群で歩行障害のあった症例数とその頻度を示す．0, 1, 2, 3, 4はUPDRS

表1-38 発症年齢別調査時点における後方突進の重症度

発症年齢	症例数	後方突進		0		1		2	
39歳以下	22	3	13.6%	19	86.4%	2	9.1%	1	4.5%
40-49歳	52	8	15.4%	44	84.6%	2	3.8%	6	11.5%
50-59歳	147	44	29.9%	103	70.1%	5	3.4%	34	23.1%
60-69歳	172	55	32.0%	117	68.2%	2	1.2%	44	25.6%
70歳以上	105	56	53.3%	49	46.7%	5	4.8%	42	40.0%
合計	498	166	33.3%	332	66.7%	16	3.2%	127	25.5%

後方突進は各群で後方突進のあった症例数とその頻度を示す．0, 1, 2, 3, 4はUPDRS

固縮	動作緩慢	歩行障害	後方突進
1.89±1.13	1.59±0.90	1.41±0.73	1.33±0.49
1.65±0.88	1.63±0.91	1.65±0.96	1.76±0.65
1.57±0.92	1.77±0.96	1.84±1.09	2.07±1.01
1.68±0.91	1.84±0.98	1.93±1.10	2.22±1.10
1.71±0.96	1.94±0.84	2.10±1.04	2.18±1.21
1.66±0.93	1.81±0.95	1.90±1.08	2.13±1.08

動作緩慢,歩行障害,後方突進は当該症状ありの症例の平均値±標準偏差を示す.

3		4		1以下		2以下	
2	9.1%	0	0.0%	14	63.6%	20	90.9%
5	9.6%	0	0.0%	31	59.6%	47	90.4%
25	17.0%	0	0.0%	78	53.1%	122	83.0%
31	18.0%	0	0.0%	84	48.8%	141	82.0%
24	22.9%	0	0.0%	36	34.3%	81	77.1%
87	17.5%	0	0.0%	243	48.8%	411	82.5%

の重症度を示す.

3		4		1以下		2以下	
0	0.0%	0	0.0%	15	68.2%	22	100%
5	9.6%	0	0.0%	33	63.5%	47	90.4%
26	17.7%	3	2.0%	84	57.1%	118	80.3%
31	18.0%	5	2.9%	86	50.0%	136	79.1%
28	26.7%	6	5.7%	38	36.2%	71	67.6%
90	18.1%	14	2.8%	256	51.4%	394	79.1%

の重症度を示す.

3		4		1以下		2以下	
0	0/0%	0	0.0%	21	95.5%	22	100%
0	0.0%	0	0.0%	46	88.5%	52	100%
2	1.4%	3	2.0%	108	73.5%	142	96.6%
4	2.3%	5	2.9%	119	69.2%	163	94.8%
3	2.9%	6	5.7%	54	51.4%	96	91.4%
9	1.8%	14	2.8%	348	69.9%	475	95.4%

の重症度を示す.

表 1-39 発症年齢別調査時点におけるウェアリングオフ,

発症年齢	例数	ウェアリングオフ		ジスキネジア	
39 歳以下	22	15	68.2%	7	31.8%
40-49 歳	52	37	71.2%	21	40.4%
50-59 歳	147	101	68.7%	43	29.3%
60-69 歳	172	90	52.3%	33	19.2%
70 歳以上	105	24	22.9%	4	3.8%
合計	498	267	53.6%	108	21.7%

各群での各症状ありの人の症例数とその頻度を示す.

表 1-40 発症年齢別調査時点におけるウェアリングオフ,

発症年齢	例数	ウェアリングオフ	ジスキネジア
39 歳以下	22	1.93±1.14	1.57±0.84
40-49 歳	52	2.32±1.28	1.48±0.79
50-59 歳	147	1.96±1.10	1.35±0.67
60-69 歳	172	1.96±1.13	1.42±0.62
70 歳以上	105	1.63±0.72	1.00±0.19
合計	498	1.98±1.14	1.40±0.63

各群での各症状ありの人の重症度の平均値±標準偏差(各症状の重症

害度 2 の症例を加えると 39 歳以下発症の症例では 100%であったのが, 70 歳以上発症の症例では 67.6%に低下した.

次に後方突進について同様にみると, 後方突進はあるが自分で立ち直れる 1 以下の症例は, 39 歳以下発症の 95.5%であったのが, 70 歳以上発症者の 51.4%にみられるのみとなり, 歩行中倒れる心配はないが, 後方突進があり後ろで支えないと転倒の恐れのある 2 を加えると, 39 歳以下の発症者では 100%になったのに対し, 70 歳以上の発症者では 91.4%に低下した.

I. 発症年齢別に見たウェアリングオフとジスキネジア

次に L-ドーパ長期治療の問題点についてみると(表 1-39), ウェアリングオフについては, ありの症例が 40 歳から 49 歳発症者で最も高く, 71.2%に達した. この群は 2 番目に罹病期間の長かった症例(14.6±6.3 年)である. この群を最高にウェアリングオフのあった症例は徐々にさがり, 70 歳以上で発症した群では 22.9%であった. この群の罹病期間は 5.9±3.7 年である. 39 歳以

ジスキネジア, すくみ足, 幻覚, 認知症例数と頻度

すくみ足		幻覚		認知症	
13	59.1%	0	0.0%	0	0.0%
32	61.5%	3	5.8%	9	17.3%
77	52.4%	6	4.1%	26	17.7%
87	50.6%	12	7.0%	34	19.8%
51	48.6%	7	6.7%	33	31.4%
260	52.2%	28	5.6%	102	20.5%

ジスキネジア, すくみ足, 幻覚, 認知症例数と重症度

すくみ足	幻覚	認知症
1.23±0.69	0	0
1.32±0.75	1.67±0.40	1.25±0.54
1.39±0.78	1.17±0.24	1.38±0.58
1.36±0.76	1.58±0.46	1.47±0.65
1.39±0.77	1.29±0.34	1.73±0.93
1.37±0.77	1.43±0.37	1.52±0.69

度については方法を参照).

下発症の群では68.2%の発症率であったが, これは40歳から49歳の発症者との間に有意差はなかった (P=0.2989). 50歳から59歳の発症者ではウェアリングオフありの症例は67.8%, 60歳から69歳発症者では52.3%であった. ウェアリングオフの重症度は表1-40に示してあるが, やはり40歳から49歳発症者で最も高かった.

次にジスキネジアありの症例は, やはり40歳から49歳発症者で最も高く, 40.4%, ついで39歳以下発症者の31.8%であった. 50歳から59歳の発症者では29.3%, 60歳から69歳の発症者では19.2%, 70歳以上の発症者では3.8%と低下した. 次にこれらパーキンソン病長期治療の問題点の重症度の平均値と標準偏差を表1-40に示してある.

次に発症年齢とウェアリングオフの重症度をみたものを表1-41に示す. ウェアリングオフあり症例は40歳から49歳発症者で最も高く71.2%であった. ウェアリングオフあり症例が最も低かったのは70歳以上発症者で22.9%

表 1-41 発症年齢別調査時点におけるウェアリングオフの重症度

発症年齢	症例数	ウェアリングオフ		0		1	
39歳以下	22	15	68.2%	7	31.8%	5	22.7%
40-49歳	52	37	71.2%	15	28.8%	6	11.5%
50-59歳	147	101	68.7%	46	31.3%	29	19.7%
60-69歳	172	90	52.3%	82	47.7%	27	15.7%
70歳以上	105	24	22.9%	81	77.1%	9	8.6%
合計	498	267	53.6%	231	46.4%	76	15.3%

ウェアリングオフは各群で有症例者の重症度平均±標準偏差を示す．0, 1,

表 1-42 発症年齢別調査時点におけるジスキネジアの重症度

発症年齢	症例数	ジスキネジア		0		1	
39歳以下	22	7	31.8%	15	68.2%	4	18.2%
40-49歳	52	21	40.4%	31	59.6%	11	21.2%
50-59歳	147	43	29.3%	104	70.7%	28	19.0%
60-69歳	172	33	19.2%	139	80.8%	21	12.2%
70歳以上	105	4	3.8%	101	96.2%	4	3.8%
合計	498	108	21.7%	390	78.3%	68	13.7%

ジスキネジアは各群で有症例者の重症度平均±標準偏差を示す．0, 1, 2,

であった．L-ドーパ製剤服用が8回以上の著明なウェアリングオフを呈するウェアリングオフ3以上の症例は，40歳代の発症者で最も高く26.9%と約4分の1を占めた．L-ドーパ服用回数5〜7回のウェアリングオフ障害度2の症例も32.7%を数え，障害度1以下の症例の割合は40歳以上49歳以下の発症者で40.4%であった．以後発症年齢とともにウェアリングオフの頻度，重症度ともに低くなり，70歳以上の発症者では重症度3以上の症例はなく，85.7%が障害度1以下であった．

　次にジスキネジアの重症度をみたものを表1-42に示す．ジスキネジアは重症度3以上の症例は全体で3例しかなく，ジスキネジアがあるのは気づいているが，あまり苦にはならない重症度2の症例が，40代発症者の19.2%にみられ，重症度1以下の症例は80.8%に達した．ジスキネジア重症度2の症例は，発症年代が上昇するにつれ減少し，70歳以後の発症者では0%であった．ジスキネジアのない症例の割合は，40代発症の59.6%から年代を経るごとに約

2		3		4		1以下		3以上	
7	31.8%	2	9.1%	1	4.5%	12	54.5%	3	13.6%
17	32.7%	10	19.2%	4	7.7%	21	40.4%	14	26.9%
49	33.3%	21	14.3%	2	1.4%	75	51.0%	23	15.6%
43	25.0%	17	9.9%	3	1.7%	109	63.4%	20	11.6%
15	14.3%	0	0.0%	0	0.0%	90	85.7%	0	0.0%
131	26.3%	50	10.0%	10	2.0%	307	61.6%	60	12.0%

2, 3, 4は重症度を示す(ウェアリングオフの重症度については方法参照).

2		3		4		1以下		3以上	
2	9.1%	1	4.5%	0	0.0%	19	86.4%	1	4.5%
10	19.2%	0	0.0%	0	0.0%	42	80.8%	0	0.0%
15	10.2%	0	0.0%	0	0.0%	132	89.8%	0	0.0%
10	5.8%	2	1.2%	0	0.0%	160	93.0%	2	1.2%
0	0.0%	0	0.0%	0	0.0%	105	100%	0	0.0%
37	7.4%	3	0.6%	0	0.0%	458	92.0%	3	0.6%

3, 4は重症度を示す(ジスキネジアの重症度については方法参照).

10%ずつ増加し, 70歳以上の発症者では96.2%に達した. 自分では気づかず家人または検者にはわかる軽度のジスキネジアありの症例にジスキネジアなしの症例を加えたジスキネジア重症度1以下の症例は, 40歳から49歳発症者で80.8%, 以後年代が上がるにつれ高くなり, 50歳から59歳発症者では89.9%, 60歳から69歳発症者では93.0%, 70歳以上発症者では100%に達した. 39歳以下の発症では86.4%であった.

以上を通覧すると, ウェアリングオフは半分以上の症例にみられるが, ジスキネジアは少ないということがいえると思う. 特に70歳以後の発症者では, ウェアリングオフは低く, ジスキネジアは稀ということが言えると思う.

J. 発症年齢別にみたすくみ足, 幻覚, 認知症

次にすくみ足はありの症例がどの群でもほぼ50%以上を記録した. これは診察室ですくみ足がみられなくとも, オフ状態の時は家で起きると答えたものを含めたからである.

次に幻覚であるが，これは有病率が低かった．幻覚が出ると抗パーキンソン病薬の調整や，ドネペジル，クエチアピンなどの追加で幻覚を治療し，調査時点から1回前の診察時点の間での幻覚の有無についてのみ調査したので，低い値になったものと思われる．

最後に認知症の有無について調べたが，39歳以下の発症者では0%，70歳以上の発症者で31.4%と低かった．これは調査時点での印象にのみ頼り，minimental state examination（MMSE）などの評価は行わなかったのが一因と思われる．

考察

多変量解析の結果では，発症からの年数，発症年齢ともに調査時のHoehn & Yahr重症度，固縮，動作緩慢，歩行障害，後方突進と良い相関を示した．これらで予後を推測する場合，発症からの年数，発症年齢ともに良い指標となることが示された．振戦のみは発症からの年数，発症年齢と相関せず，治療により最も改善されやすい症状であった．

次にウェアリングオフとジスキネジアをみると，ウェアリングオフは発症からの年数には正の相関を示し，発症年齢とは負の相関を示した．すなわち発症年齢が若くなるほどウェアリングオフを起こしやすいことになる．ジスキネジアは発症からの年数には正の相関を示したが，発症年齢との相関はなかった．これはジスキネジアの頻度が比較的低く抑えられたことと関係があるのではないかと考えられた．

次にすくみ足，幻覚，認知症はいずれも発症からの年数，発症年齢と正の相関を示した．

次に男女差をみると固縮，動作緩慢は男性のほうに多く，後方突進，ウェアリングオフ，ジスキネジアは女性のほうに多かった．Hoehn & Yahrには男女差はなく，予後に関してはほぼ同じと考えられた．すくみ足，幻覚，認知症については男女差はなかった．

次に発症年齢を振戦発症とそれ以外の発症者（歩行障害と動作緩慢に関連した症状）に分けてみると，調査時の症状は，振戦と固縮を除き，いずれも振戦発症者のほうが少なく，振戦発症者はそれ以外の症状での発症者に比し，予後

が良いといえる．すくみ足は振戦以外の症状発症者に多く，幻覚，認知症は有意差はなかった．

　以上を通覧すると予後を決めるのは，経過年数より発症年齢のほうが重要と思われた．何をもって予後とするかは難しい問題であるが，動作緩慢，歩行障害，ウェアリングオフ，ジスキネジアの4つが挙げられるのではないかと思う[4]．ウェアリングオフは経過が長くなればほぼ必発の症状の1つであり，我々の症例でも経過11年以上の症例では75%以上にみられた．黒質ドパミン性神経細胞の変性が進み，ドパミンの再取り込み，再利用機構が破綻してくるのが主因と考えられている．そのため脳のドパミン濃度は血中濃度をある程度反映するようになる．L-ドーパの血中濃度は約2時間で最高濃度の1/2以下になり[1]，脳への取り込みはほとんど行われなくなると考えられる．したがって1日に何回もL-ドーパを飲まなければならなくなる．Nagayamaらは，75歳以上の高齢者のL-ドーパ血中濃度を調べ，L-ドーパの半減期は約3時間と[5]，Pahwaらのデータ[1]よりは長いことを示し，高齢者でウェアリングオフが少ないことの一因になっているかもしれない．我々のデータではウェアリングオフは，発症から21年以上の症例で76.3%，全症例の平均で53.6%が起こしている．我々は患者さんから1回のL-ドーパ服用後約何時間L-ドーパが効いているかを聴き，それに合わせてL-ドーパ製剤を服用するようにしている．したがって服用回数も発症後6年から10年で既に平均5回になり，21年以上では平均6回になり，その間にも徐々に増加している．

　これを発症年齢別にみると70歳以上の発症者で最も低く服用回数の平均は3.43回，ウェアリングオフの発症者は22.9%，40歳から49歳の発症者で最も高く，L-ドーパの服用回数は平均6.23回（表1-29）に達し，ウェアリングオフの発生は71.2%に達した（表1-39）．39歳以下の発症者での服用回数は平均5.18回，ウェアリングオフの発生は68.2%である．罹病期間は70歳以上発症者で最も低く5.9±3.7年，39歳以下の発症者で最も高く24.6±13.4年である（表1-29）．40歳以上49歳以下の発症者ではこれに次14.6±6.3年である．以上を総合すると70歳以上発症者でウェアリングオフが問題となることは低く，その重症度で1以下が85.7%（表1-41），2を含めると100%に達した．2はL-ドーパを5〜7回服用しないとならない症例で，1日の服用回数

の多さに多少不便を感じる症例が14.3%含まれている．1以下の症例はL-ドーパ服用回数が4回までの症例でこれは毎食前と寝る前または午後1回追加すればよいだけの症例であまり問題になることはない．69歳以下の発症者ではウェアリングオフスコアが1以下の症例は6割から4割でウェアリングオフが問題である．これにはL-ドーパの切れる時間を少しでも底上げするためにドパミンアゴニスト，モノアミン酸化酵素阻害薬，COMT阻害薬，トリヘキシフェニジル，イストラデフィリンなどを適宜使用している．発症年齢が70歳以後の症例ではウェアリングオフに心配せず最初からL-ドーパ製剤を使用してもよいと考える．

次にジスキネジアをみると，発症から5年以下では2.2%と低く，16年から20年まで漸増し37.7%となり，21年以上では55.3%となった．全体では平均21.7%と低かった（表1-21）．この結果は5年以下ではまずジスキネジアは生じないことがわかる．6年以上10年以下では17.7%となり11年以上15年以下では31.6%となった．これをジスキネジア1以下の割合でみると，5年以下は100%，6年から10年で95.6%，16年以上20年以下でも79.3%と8割の患者さんが1以下であった．21年以上になるとこの割合は63.2%と低下する．

次に発症年齢別にみると，70歳以上の発症が3.8%と最も低く，以後発症年齢が若くなるに従い，ジスキネジアの発症頻度は高くなり．40歳から49歳の発症者で最高の40.4%になり，39歳以下の発症者では31.8%と低くなった（表1-42）．70歳以上の発症者は，罹病期間が5.9±3.7年と最も短く（表1-29），発症年齢が若くなるに従い罹病期間は長くなり，39歳以下では24.6±13.4年であったが，40歳から49歳の発症者よりジスキネジアは低かった（表1-39）．本調査ではジスキネジアの頻度が以外に低いことがわかる．欧米のデータではジスキネジアの頻度はいろいろに報告されているが，Fabrriniらのジスキネジアの総説によると，5年以内では11%，6年から9年では32%，10年以上の症例では89%という数字が挙げられている[6]．中国でのデータではジスキネジアは低い．10年以上L-ドーパ治療を受けた者の19.3%にジスキネジアがみられたと報告されている[7]．我々の症例では発症後5年以内では2.2%，6年から10年では17.7%，11年から15年では31.6%，16年から

20年では37.7%であった，欧米と比べるとかなり低いことがわかる．これは我々の症例は発症からの年代でみており，欧米のデータはL-ドーパを投与してからの年代で示してある．我々はL-ドーパの使用開始時期は患者さんに聞いても正確にはわからないと判断したので，発症時期から数えたが，大体症状が出てからL-ドーパ開始まで1年から2年かかることが多い．これを差し引いても我々のジスキネジア発生率は低い．もう1つ考えなければならないことはL-ドーパの使用量である．欧米では使用量がはっきり書いてないが，我々の症例もL-ドーパの使用回数は決して低くない．11年以上15年以下の症例ではL-ドーパ使用量は731±285 mgであり，L-ドーパの服用回数も5.43±2.39回である．このL-ドーパの服用回数をオン時間の短縮に合わせ，何回も服用したことがジスキネジアの低かった一因ではないかと思う．中国のデータにはL-ドーパの使用量，服用回数のデータが示されていない[6]．

　OlanowらはL-ドーパを投与した場合と，経空腸でL-ドーパを投与し，血中濃度をなめらかにした結果，L-ドーパの血中濃度は高いにもかかわらず，ジスキネジアの程度は4から1に減少したことを報告している[8]．もちろん経口投与ではウェアリングオフはなくならないが，前のL-ドーパが切れてきたらすぐ次を飲むことにより，L-ドーパの血中濃度の変動は少なくなることが期待される．

　ジスキネジアの重症度をみると，本人が気づかない程度のジスキネジア1以下の症例はすべての群で80%以上であり，あとの20%弱が2以上のジスキネジアを呈し，何らかの加療が必要であった．その対策としては，まずモノアミン酸化酵素阻害薬，COMT阻害薬が中止できればこれを行い，次いでドパミンアゴニスト，イストラデフィリン®の減量または中止，L-ドーパ製剤1回量の減量と服用回数の増加と進み，これでも効果がないときはシンメトレル®の追加を行ったが，どうしてもジスキネジアの軽減を図れない患者さんもいた．DBSは患者さんから申し入れがあった場合に対応した．パーセントからみるとジスキネジアは大きな問題とはならなかったが，患者さんの側からみればジスキネジアのある患者さんにとっては大きな問題であり，対応が必要であった．Intractable dyskinesiaを呈した症例は全体で3例のみであった．

　ジスキネジアはL-ドーパ製剤を服用する前は非常に怖がる症状であるが，一旦L-ドーパ製剤を飲み始めると，少々のジスキネジアがあっても本人は気づか

ないことが多く，気づいていてもそれをあまり苦には思っていないことが多い．しかし，家人はジスキネジアにすぐ気づく．患者さんが最も気にするのはウェアリングオフが出てきて，薬が以前よりも早く切れて動きが悪くなることである．

次に歩行障害をみると，経過年数別では歩行障害のない症例は発症後5年以内で最も低く29.6%であり，以後順に減少して21年以上の症例では5.3%に低下した．これに軽度の歩行障害を加えた歩行障害1以下の症例をみると発症後5年以内が68.1%で，以下順に低下し経過16年から20年以内の症例では22.6%に低下したが，21年以上の症例では少し上がり34.2%であった（表1-19）．これは21年以上の症例は若年発症の59歳以下発症の症例が92.1%と大部分を占めていたことによると考えられた．歩行障害はあるが1人でどこへでも行ける歩行障害2以下の症例でみると，39歳以下では90.4%であったのが，16年以上20年以下の症例では58，4%に低下し，21年以上では73.7%に増加した．これでみると16年以上経つと約4割の症例が，どこへ行くのにも家族の厳重な見守りを必要とする歩行障害3か，歩行不能に陥った状態であった．

次に発症年齢別にみると，歩行障害のない症例は大体2割台であったが，70歳以上の発症者では7.6%と低かった．これに歩行障害1の症例を加えると，39歳以下の発症者が最も高く68.2%であった．以下順に低くなるが，特に70歳以後の発症者では36.2%ときわめて低かった．歩行障害2を含めると39歳以下の発症者では100%に達したのに対し，70歳以上では67.6%と低かった．このことは歩行障害に対しては発症年齢が重要であり，39歳以下の発症者では最も低く，70歳以上の発症になると低下し，これは罹病期間でみると39歳以下の発症者は最も長く，70歳以上の発症者は最も短かった．このことは若年発症の症例では進行がきわめて遅く，70歳以上の発症者では早いことを意味している．

次に後方突進をみると経過年数別には，後方突進のない症例は発症後5年以下の75.6%を最高に，経過年数が長くなるにつれ低くなり，16年以上20年以下では47.2%に低下した．21年以上ではこれより良く63.2%であった（表1-16）．後方突進はあるが自分で立ち直れる後方突進1の症例は少なく（全体で

3.2%），後方突進1以下の症例はこれよりやや良い程度にとどまった．

次に発症年齢別にみると，後方突進なしは39歳以下の発症で最も高く86.4%に達し，以下発症年齢とともに漸減して70歳以上の発症者では46.5%に低下した（表1-38）．この傾向は後方突進1の症例を加えても変わらなかった．すなわち後方突進も歩行障害も発症年齢が重要で，70歳以上発症の症例が問題となった．70歳以上の発症者は，60代，50代について多く，全発症者の約2割を占め，その治療が問題となる．

次に動作緩慢をみた．動作緩慢は，椅子から立ち上がって歩行に移るとき，歩行時の動作，ベッドからの起き上がり，トイレの動作，食事の動作などを勘案してUPDRSに従って評価した．経過年数別にみると動作緩慢のない症例は，発症後5年以下の群で最も高く21.5%を占め，以後経過年数が長くなるに従い低くなり，16年以上20年以下で最も低く7.5%で，21年以上ではこれより若干高く7.9%であったが，推計学的有意差はない（P＝0.31, Cochrane-Armitage検定）軽度の動作緩慢を含めた動作緩慢1以下の症例は，発症後5年以下の症例で63%，以下経過年数が上がるにつれ低下し，16年以上20年以下の群で24.5%で最も低く，21年以上の群は28.9%であった（表1-18）．自分のことは自分でできる動作緩慢2の症例を加えると5年以下の発症者では93.3%を占め，以下発症年齢が長くなるとともに低下し，16年以上20年以下の群では58.5%に低下し，約4割の症例は家族の助けが必要な状態であった．

動作緩慢を発症年齢別にみると（表1-36），動作緩慢のない症例はやはり39歳以下の発症者で多く22.7%であり，以後発症年齢が高くなるにつれ低くなり，70歳以上の発症者では5.7%に低下した．これに動作緩慢1の症例を加えた症例数をみると，39歳以下の発症では63.6%であったのが，70歳以上の発症者になると34.3%に低下し，これに動作緩慢2を加えた症例も39歳以下の発症では90.9%に達したのに対し，70歳以後の発症者では77.1%にとどまり，2割を超える症例では家族の見守りが必要であった．

以上を通覧すると，予後に関係する動作緩慢，歩行障害，後方突進ともに70歳以上発症の高齢者に多く，逆に罹病期間の長い39歳以下の発症者ではこれらの症状がないか，あっても軽い症例が多く，進行が遅いことを示唆している．

70歳以後の高齢発症者の予後が問題となる結果であった．

　これに対しジスキネジアは49歳以下の若年発症者に多かったが，ジスキネジアのない症例に自分では気がつかない程度の軽度のジスキネジア1を加えた症例は，40歳以上49歳以下の発症者でも8割に達した．しかし，あとの2割はジスキネジアに対する対策が必要であった．まとめると予後を考えた場合，70歳以上の発症者は，動作緩慢，歩行障害，後方突進に留意し，49歳以下の若年発症者にはジスキネジアに留意する必要があるとの結果であった．

　次にL-ドーパの服用回数をみると，発症後年数別（罹病期間別）では，発症後5年以下では平均3.29回でまだ多くの症例ではウェアリングオフが始まっていないことを示唆する（表1-10）．しかし6年以上10年以下の症例になると既に平均4.99回で多くの症例にウェアリングオフが始まっていることを示唆する．実際この群では56.3%にウェアリングオフが発生していた（表1-21）．L-ドーパを1日5～7回飲まなければならない症例も29.7%に上がっている．発症年齢別にみると40歳から49歳の間に発症した群で最も高く平均6.23回に上った（表1-29）．70歳以上発症の症例では平均3.43回で，大部分の症例にウェアリングオフがないことを示唆するが，これは経過年数が5.9±3.7年と短いことと，高齢者ではジスキネジアを起こしにくいことと両者が関係していると考えられた．ウェアリングオフが出てからは，できるだけオフの時間が少なくなるようL-ドーパ製剤を飲む回数を増やしていったのでこのような結果になった．L-ドーパの1日量は増えるが，毎回のL-ドーパは約3時間で脳から排出されると考えられるので過剰投与になることはジスキネジアや幻覚を発生する場合を除いてはあまり考えなくてよいと考えられた．

　ここで他の抗パーキンソン病薬の使用状況をみると，最も多かったのは抗コリン薬で45%の症例に達した（表1-32）．大部分朝トリヘキシフェニジルを2mg投与したのみである．これで大部分の症例では夜まで効いていたが，一部の症例では朝昼の2回用いなければならなかった．トリヘキシフェニジル使用者は，大部分症状の改善，特に振戦の改善をみて，一旦使用すると中止が困難であった．幻視が出たために中止した例は数例あったが，記憶力低下を主訴に中止せざるを得なかった症例は数例のみである．大部分の症例で口渇を訴えた

が，水分を余計に飲むことで対処できた．

　次ではドパミンアゴニストが最も多く44.8%に達し，なかではプラミペキソール®の徐放錠と速効錠が最も多かった（表1-30）．大部分は非麦角製剤でわずかにペルゴリド使用者が4例（0.8%）あった．ロチゴチン®使用者は9%であったが，使用したのはこれの約3倍であるが，皮膚のかゆみと着色のため使用を嫌がる症例が多かった．

　次に塩酸アマンタジンであるが，これはジスキネジアの頻度が高くなるにつれ使用頻度が高くなり，発症後21年以上の群では50%に達した（表1-32）．発症年齢別にみても，若年になるほど使用頻度が高い．抗パーキンソン効果を期待して使用した例もあるが，大抵はL-ドーパの効果の影に隠れて，シンメトレルの抗パーキンソン効果を見出すのは困難であった．しかし，中止すると歩行や動作緩慢が悪くなる症例がたまにあり，一部の症例には有効と思われた．

　次にセレギリンの使用者であるが，全体での使用頻度は10.2%にとどまった（表1-32）．セレギリンは有効と考えられる症例が多かったが，進行してジスキネジアが出始めると，セレギリンがジスキネジアを強めている症例が多くあり，減量あるいは中止せざるを得なかった症例が少なくない．

　次にエンタカポンであるが，全体での使用頻度は11.4%にとどまった（表1-32）．これもL-ドーパと一緒に使用するとジスキネジアの頻度が高くなるため，できるだけ使用を控えたのが一因である．しかし，L-ドーパ製剤と一緒に服用すると30分程度オン時間を延ばせる症例があり，そのような場合使用した．

　次にゾニサミドであるが，これはウェアリングオフが出てきたときに有用な症例がある．また振戦が強い例にもトリヘキシフェニジル，L-ドーパについて効果があるように思えた．全体での使用頻度は12.9%である（表1-32）．使用しても何の効果もなく，中止に至った症例がゾニサミド使用者の4割程度にあった．

　イストラデフィリンは全体での使用頻度が2%にとどまった．ウェアリングオフの出た症例に最後の手段として使用したが，効果のある例は少ないとの印象であった．ドプスは2例でのみ使用しているが，大部分のすくみ足のある症例には無効であった．

このような治療方針で治療した結果，Hoehn & Yahr 重症度は，発症年齢と綺麗な相関を示し，39歳以下の発症者では2.32±0.70，70歳以上では2.99±1.01 であった（表1-28）．罹病期間は，39歳以下の発症者で最も長く，24.6±13.4年であり，70歳以上では5.9±3.7年であった．このことは若年発症者では進行がきわめて遅く，70歳以上の発症者では早いことを示唆している．

パーキンソン病の予後を文献例でみると，最初から同じ症例を追いかけた調査にはRascolら[9]，Parkinson Study Group[10]の報告がある．これらは発症早期の症例をドパミンアゴニストまたはL-ドーパで治療を開始し，どちらのグループがウェアリングオフ，ジスキネジアが少ないかをみたものである．これらはドパミンアゴニストで効果が不十分な場合は，L-ドーパを上乗せしてよいことになっている．Rasocolらの報告はL-ドーパとロピニロール®を比較したものであるが[9]，年齢はいずれも平均63歳，罹病期間はロピニロール群30±34カ月，L-ドーパ群29±27カ月であるので，我々のデータとの比較では発症から6〜10年経った群と比較すればよいであろう．L-ドーパで始めた群と比較するとRascolらのデータでは，治療開始から5年経った時点で88例中40例（45％）がジスキネジアを呈しており，我々のグループでは治療開始後6年から10年の症例でのジスキネジアの発症率は17.7％であるので，はるかに少ないといえる．L-ドーパの使用量は753±398 mg で，我々の614±256 よりやや多い．L-ドーパの飲み方はRascolらのレポートでは記載がないが，我々のグループでのL-ドーパ服用回数は，4.99±2.69回で，ウェアリングオフに合わせてある．症状の改善度はRascolらのグループでは治療前よりやや良く，我々のデータでは治療開始時は，他の施設で既にL-ドーパを処方されている症例が多く，データをとっていないが，動作緩慢でスコア1以下が，57.7％，2以下が89.2％，歩行障害のスコア1以下が，57％，2以下が83.5％とそれほど悪くはないと思われる．

Parkinson Study Group はプラミペキソールで治療を開始した群とL-ドーパ製剤で開始したグループの4年間の成績を発表している[10]．調査開始時の年齢は，プラミペキソール群は61.1±9.6歳，L-ドーパ群は60.8±9.8歳，診断からの年数は，プラミペキソール群1.4±1.3年，L-ドーパ群1.8±1.7年，これ

で4年の経過をみているので，やはり我々の発症から6〜10年の群との比較でよいと思う．プラミペキソール群は最初1.5 mg/日，L-ドーパ群は300 mg/日，最初10カ月の間にプラミペキソールは必要に応じ4.5 mg/日まで，L-ドーパは600 mg/日まで増量可能である．あとは必要に応じ両者ともL-ドーパをオープンで追加可能である．ウェアリングオフの発生は，プラミペキソール群で47.0％，L-ドーパ群で62.7％，ジスキネジアはそれぞれ24.5％と54.0％であった．我々のデータと比較すると，ウェアリングオフは56.3％，ジスキネジアは17.7％であるので，ウェアリングオフはあまり違わないが，ジスキネジアはどちらのグループと比べても低い．我々の群は約半数はドパミンアゴニストを使用しており，PSGの症例では，プラミペキソール群もL-ドーパを後から上乗せされている症例があるので，正確な比較は難しいが，欧米の症例に比較してジスキネジアはかなり低いといえる．

　パーキンソン病病の予後を調査した文献では，Caraceniらは，125例の新規診断を受けたパーキンソン病の症例につき，2〜10年の経過を観察している[11]．125例中60例の症例がウェアリングオフまたは早朝のアキネジアを呈したが，振戦優位例，L-ドーパ使用開始前の経過の短い症例，比較的高齢発症者がウェアリングオフが比較的少なかったと述べている．早期L-ドーパ使用はウェアリングオフのリスクにはなっておらず，診断がついたらできるだけ早期にL-ドーパ使用を薦めている．McCollらは，34例のパーキンソン病症例を平均8年にわたり調べている[12]．ウェアリングオフは，平均35カ月の治療後58％にみられた．ジスキネジアはこれより平均7カ月早く現れた．ウェアリングオフのある症例の方がL-ドーパの効果はよいことを述べている．動揺のないものは，正中領域の症状，すなわち言語，歩行，バランスの障害が多かった．Van Genpenらは，MinnesotaのOlmsted Countyにおいて，126例のパーキンソン病症例を抽出し，ジスキネジアの頻度，それが治療の変更を必要とする時期，治療によって改善しないジスキネジアの頻度を検討した[13]．ジスキネジアの頻度は，5年間のL-ドーパ治療で30％，10年の治療では59％であった．しかし，治療内容の変更を必要とする症例は，5年のL-ドーパ治療で17％，10年のL-ドーパ治療で43％であった．また薬物で改善しないジスキネジアは10年のL-ドーパ治療で12％であった．我々のジスキネジア頻度と比較する

と，この報告は高く，欧米のジスキネジア頻度はこのくらいの報告が多い．

　今回の調査結果からいえることは，ウェアリングオフの頻度は大体これまで報告されてきた値とほぼ同じかやや低い，一方ジスキネジアはかなり低い，この点につき，治療が不十分であったために低くなった可能性を除外するため，動作緩慢，歩行障害，後方突進の経過をみたが，これまでの報告とほぼ同じか，やや低い，このことは治療が不十分であったために低くなったのではないことを示している．そうすると，ジスキネジアの頻度も重症度も低かった理由として，L-ドーパの服用回数をウェアリングオフが出るに従い増やしていったことが挙げられるのではないかと思う．L-ドーパの服用は最初は食後であるが，効果が不十分であるときは，食直前にしている．ウェアリングオフが出てきてからは，食事に関係なく，前のL-ドーパが切れ始めたらすぐ次を飲むように指導している．ウェアリングオフになる前に非運動症状が現れることが多い．このときに次のL-ドーパを飲むことが大切である．非運動症状を出さずにいきなり動作緩慢は歩行障害の悪化を示す症例があるが，この場合は，3時間ごとか2時間ごとの服用を指示することも重要である．

まとめ

　以上，パーキンソン病の薬物療法は，L-ドーパ製剤が最も有効であること，L-ドーパの効果が不十分であるときは，食前投与を試みるべきこと，ウェアリングオフが出始めたら，L-ドーパ製剤の服用回数を増やし，できるだけオフの時間を少なくすること，きちんと時間ごとに飲むよりは，L-ドーパの切れてくる時間に合わせて服用すること，L-ドーパの1回量はオンになり，できるだけジスキネジアが低くなる量を投与することの重要性を述べた．それによりジスキネジアを低く，また軽く抑えられることが示唆された．またパーキンソン病の予後を考える場合，発症年齢が予後を左右する重要な因子であることが示唆された．70歳以上はジスキネジアは低く，動作緩慢，歩行障害，後方突進がそれ以前発症の症例より早く進むことが示唆され，39歳以下の発症は進行はきわめて緩助であるが，ジスキネジアに注意が必要であることが示唆された．

■文献

1) Pahwa R, Marjama J, McGuire D, et al. Pharmacokinetic comparison of Sinemet and Atamet (generic carbidopa/levodopa): a single-dose study. Mov Disord. 1996; 11: 427-30.
2) Devos D, Dujardin K, Poirot I, et al. Comparison of desipramine and citalopram treatments for depression in Parkinson's disease: a double-blind, randomized, placebo-controlled study. Mov Disord. 2008; 23: 850-7.
3) Liu J, Dong J, Wang L, et al. Comparative efficacy and acceptability of antidepressants in Parkinson's disease: a network meta-analysis. PLoS One. 2013; 8: e76651.
4) Stocchi F, Jenner P, Obeso JA. When do levodopa motor fluctuations first appear in Parkinson's disease? Eur Neurol 2010; 63: 257-66.
5) Nagayama H, Ueda M, Kumagai T, et al. Influence of ageing on the pharmacokinetics of levodopa in elderly patients with Parkinson's disease. Parkinsonism Relat Disord. 2011; 17: 150-2.
6) Fabbrini G, Brotchie JM, Grandas F, et al. Levodopa-induced dyskinesias. Mov Disord. 2007; 22: 1379-89
7) Chen W, Xiao Q, Shao M, et al. Prevalence of wearing-off and dyskinesia among the patients with Parkinson's disease on levodopa therapy: a multi-center registry survey in mainland China. Transl Neurodegener. 2014; 3: 26.
8) Olanow CW, Obeso JA, Stocchi F. Continuous dopamine receptor stimulation in the treatment of Parkinson's disease: Scientific rationale and clinical implications. Lancet Neurol. 2006; 5: 677-87.
9) Rascol O, Brooks DJ, Korczyn AD, et al. A five-year study of the incidence of dyskinesia in patients with early Parkinson's disease who were treated with ropinirole or levodopa. 056 Study Group. N Engl J Med. 2000; 342: 1484-91.
10) Parkinson Study Group. Pramipexole vs levodopa as initial treatment for Parkinson disease: a 4-year randomized controlled trial. Arch Neurol. 2004; 61: 1044-53.
11) Caraceni T, Scigliano G, Musicco M. The occurrence of motor fluctuations in parkinsonian patients treated long term with levodopa: role of early treatment and disease progression. Neurology. 1991; 41: 380-4.
12) McColl CD, Reardon KA, Shiff M, et al. Motor response to levodopa and the evolution of motor fluctuations in the first decade of treatment of Parkinson's disease. Mov Disord. 2002; 17: 1227-34.

13) Van Gerpen JA, Kumar N, Bower JH, et al. Levodopa-associated dyskinesia risk among Parkinson disease patients in Olmsted County, Minnesota, 1976-1990. Arch Neurol. 2006; 63: 205-9.

2

発症機序に基づく治療の進め方

運動症状に対する
治療の進め方 …………………… 72
非運動症状に対する
治療の進め方 …………………… 87
日常生活での注意 ……………… 97

Chapter 2

発症機序に基づく治療の進め方

運動症状に対する治療の進め方

1 治療の進め方基本

　パーキンソン病の治療は発症機序に基づいて進めるのがよいと思う．どこに障害があって現在の症状が出ているのか？　それを治すにはどうすればよいのかを考えなから治療を進めるのがよい．これは当たり前のことで，多くの方が賛成してくださると思うが，実際地方へ出て個人相談をしてみると，そうはいかず，パーキンソン病になったことでいろいろ思い悩んでいる方が少なくない．パーキンソン病の治療は連続的に変化してゆくものである．患者さんの言うことをよく聴き，症状をよく見，そのときに応じた治療を行っていく．一番は患者さんが今一番気にしておられること，あるいは一番苦痛と思っておられることを治療することである．薬が第一であるが，薬ばかりとは限らない．不安であれば，それをとるように説明する．

2 不安の解消

　パーキンソン病の診断を初めてした場合は，まずその患者さんの不安を取り除くことから始める．脳 MRI を示し，小脳，橋，海馬，中脳，線条体，大脳皮質下白質には異常のないことを説明する．「MRI は異常ないですよ」だけの説明では駄目である．次に MIBG シンチグラフィーの説明をする．左が腕にアイソトープを打ってすぐ撮った胸の写真，右側がそれから 3 時間を経過した写真，色のよく出ているところは肝臓に取り込まれたアイソトープの強さを示し，薄いところが肺，何にも出ていないところが心臓の位置を示すことを説明する．次いで心臓は正常だと肝臓の左葉くらいの取り込みがあるが，心臓の影

が出ていないことは，心臓に分布する交感神経がパーキンソン病では障害されるためであること，心臓自身は存在して異常はないことを説明する．

次にパーキンソン病は脳の黒質という部分の神経細胞が徐々に変性し，なくなっていき，そのため線条体のドパミンが減少する．しかし，外からドパミンを補うことにより，パーキンソン病の症状は良くなることを説明する．このドパミンの減少を補うにはL-ドーパをはじめ，たくさんの薬があり，L-ドーパの効果はずーっと（死ぬまで）続くことを説明する．したがって子どもの世話になることはない．歩けなくなることも転倒して大腿骨の骨折を起こさない限りない．したがって転倒しないことが最も重要であることを説明する．人間誰しも高齢になると，癌，高血圧，脳卒中，糖尿病などの疾患にかかるものである．パーキンソン病の場合，症状が外に現れるから患者さんの苦痛はよくわかるが，糖尿病のように厳しい食事制限をすることはないなどを説明し，パーキンソン病にかかってもそれほど悪い病気にかかったわけではないことをまず理解してもらう．

3 パーキンソン病の原因

パーキンソン病の運動症状の原因は黒質の変性と線条体，特に被殻後部におけるドパミンの低下である[1]．これは最近のDAT scanの像をみても明らかである．パーキンソン病の4大症状の振戦，固縮，動作緩慢，後方突進は線条体後部のドパミン低下による．振戦のみはもう1つの障害が必要かもしれないが，L-ドーパで最も良くなる症状の1つである．ただre-emergent[2]と呼ばれる上肢伸展位をとると数秒〜十数秒の振戦が止まる時期があって，再び著明な振戦が現れるものはL-ドーパでなかなか消えない．やや良くなっても完全に消えることはない．このタイプの振戦をみていると振戦の原因は線条体ドパミンの低下のみではないであろうと考える．その他の運動症状については少なくとも初期はL-ドーパ治療によりほとんど消える症例があることは，これらの症状が線条体ドパミンの低下によることを示している．

4 初期の治療，何を使うか

L-ドーパ製剤を薦める．それはドパミン減少が本症の原因とわかっており，末梢性脱炭酸酵素阻害薬を配合したL-ドーパ製剤を用いてもほとんど副作用

はなく，パーキンソン病の症状に効果があるからである．効果の点からは，他の抗パーキンソン病薬に決して劣らない．ただL-ドーパ製剤の欠点は作用時間がだんだん短くなり，L-ドーパ使用開始後10年もすると2〜3時間で切れてしまうことが少なくない．このため60歳未満の若年発症者は，最初モノアミン酸化酵素阻害薬あるいはドパミンアゴニストで治療し，効果が不十分な場合，L-ドーパを上乗せすることが一般に行われていると思う．Brooksによると，発病初期であってもドパミンは少なくとも50%には低下している[3]．Quinnは，50歳以下の症例は，L-ドーパ以外の薬で適切な改善が得られるなら，L-ドーパの使用は後回しにし，70歳以上の症例は治療が必要な場合，L-ドーパを使用するのがよいと述べている[4]．50歳と70歳の間は意見の統一がないと述べている．Quinnは患者さんの年齢で考えている．発症年齢ではない．日本のパーキンソン病ガイドラインは70歳を境にそれ以上であればL-ドーパ，それ以下であればドパミンアゴニストを推奨しているが[5]，筆者は70歳をもう少し引き下げてよいのではないと考えている．すなわち65歳以上であったら，最初からL-ドーパを使う．それはL-ドーパが最も効くからである．

　60歳未満の症例にはMAOB阻害薬またはドパミンアゴニストを最初に使う．それはL-ドーパで始めるとウェアリングオフ，ジスキネジアが比較的早く出てきて治療に苦労する症例がときにあるからである．MAOBとドパミンアゴニストの使い分けは，障害が軽くてまだL-ドーパを投与したくないような症例にはMAOB阻害薬，障害がある程度あるような症例にはドパミンアゴニストというのが一般的であると思うが，ドパミンアゴニストには吐き気，嘔吐，食欲低下，めまい，低血圧，起立性低血圧，むくみ，昼間の眠気，幻覚，行動抑制障害などたくさんの副作用があることを考えると障害がある程度あっても MAOB阻害薬を最初に使ってもよいのではないかと考えている．MAOB阻害薬にはほとんどみるべき副作用がない[6,7]．

　MAOB阻害薬を使用する場合，最初の維持量にも悩まれる方が多いのではないかと思う．1日10 mg（朝昼5 mgずつ）がこれまでの大部分の文献で使用されている用量で，ここまで使用しても大した副作用はない．しかし，薬価とか副作用，低い用量でも結局はMAOBを抑えるのではないかと考えて7.5 mg以下にしておられる方も少なくないと思う．これは患者さん1人1人の反応をみながら考えなければならない問題であろう．

ドパミンアゴニストを使用する場合，非麦角系を最初に選択するのがよいと思う．それは麦角系はわずかではあるが，長期使用により心弁膜症を起こすことがあるからである[8]．非麦角系では経口で使用できる製剤が2種，貼付製剤が2種発売されているが，貼付製剤のなかで，ロピニロールは経口薬もでている．経口薬はプラミペキソールとロピニロールであるが，プラミペキソールは欧米と同じ用量に設定されている．ロピニロールは欧米では1日24 mg，本邦では1日16 mgである．したがってロピニロールは本邦の維持量で使用する限り，最高効果より低いところに設定されている．両者とも最高維持量までは使用しないことが多いと思われるが，ロピニロールで有効例が少ないことはこの維持量設定に1つ原因があるのではないかと考えられる．貼付剤にも，経口薬と同じような副作用がある．それはロチゴチンが吸収されてから副作用を起こすからである．それと貼付部位の着色，かゆみ，水疱形成などにより，使用できない場合も少なくない．

いずれにしても，MAOB阻害薬あるいはドパミンアゴニストのみで症状の改善が得られる症例は少ないと思うので，両者またはL-ドーパ製剤を上乗せすることになると思う．特に両者で改善が不十分の場合，躊躇なくL-ドーパ製剤による治療に変えるべきである．この場合，それまで使用していたMAOB阻害薬またはドパミンアゴニストを引き続き残すかどうかについては，多少なりとも効果がある場合は残し，全く効果がない場合は中止でよいと思う．

では60歳から65歳まではどうするか？　これはケースバイケースでどちらを選ぶかを決めていくしかないのではないかと考えている．

5 L-ドーパ製剤の用量

L-ドーパを初めて使用する場合は，どのくらいから始めたらよいか．動作緩慢と歩行障害に注意を払い．これが軽症である場合は，筆者は50 mgを朝夕食後に服用するところから始めるのがよいのではないかと考えている．つまり半錠を2回である．歩行障害と動作緩慢が中等症の場合は，100 mgを2回（朝夕食後）または3回（朝昼夕食後）から始める．

L-ドーパの血中濃度は3時間程度しかもたないが，発症初期はドパミンニューロンはまだ半分近く残っている可能性があり，その残っているニューロンでは，ドパミンの再利用が可能と予想される．つまりドパミンになって神経

伝達を終えたドパミンは，線条体ドパミン終末に取り込まれ，シナプス小胞の中に取り込まれて再利用されると予想できる．したがって最初の間は，ウェアリングオフはなく，1日継続して効果が期待できる．

半錠2回で始めて，効果のない場合は，半錠3～4回（4回の場合就寝時に追加），さらにそれで効果が不十分の場合は，1錠を1日2回，1錠を3～4回と増やす．薬の効き方は，胃から腸への排出速度，小腸での吸収速度，脳への移行速度，ドパミンニューロンの障害の程度，合併症の程度などに左右されると考えられる．したがってこれらを総合した臨床所見により服用量，投与方法を工夫する．患者さんには「今ご不自由な点は何ですか？」と聴き，不自由な点がパーキンソン病からきているものなら，できるだけそれを改善するよう努める．

6 L-ドーパ製剤の飲み方の変更—食前投与

1日3回食後にL-ドーパを投与しても満足のいく改善がない場合，L-ドーパ服用効果のない場合は，食直前の投与を試みる．食直前に投与するとウェアリングオフを助長するのではないかと危惧する人があるが，我々の経験ではそのような心配はない．第1章のデータは大部分食前投与した症例である．10年以上L-ドーパを投与したグループでのウェアリングオフの発生率は大体75%程度で，欧米のデータと同じかやや低い．たまに食前投与だと切れるのが早いと言う人がいるが，その場合食後投与と食前投与とどちらがよく症状を改善するかを考えて慎重に判断する．

満足のいく改善とは個人差があるので，一概には言えないが，できるだけ症状をとる方向での治療を目指すべきだと思う．それはMarkam & Diamondの成績があるからである[9]．彼らはL-ドーパ治療を発症後1～3年で始めたグループ，4～6年後より始めたグループ，7～9年後より始めたグループで比較すると，どのグループも最初良くなるが，その後は徐々に悪くなる．悪くなり方は最初のグループがたどった経路上を，第2のグループも第3のグループもたどったというものである．すなわち第2，第3のグループは良くなることは間違いないが，最初のグループが良くなった時点までは良くならないというものである．この点で，将来のウェアリングオフなどを見越して，現在の維持量を低く抑え，症状をある程度我慢させることを強いる医師がいるが，このような

治療法は間違いであることをこのデータは示している．すなわちどの時点でも，できるだけ患者さんの症状をとる方向で治療するのがよいと思う．

　食前投与にするのは，食餌の中の蛋白質から生じたアミノ酸の吸収より先にL-ドーパの吸収を行わせるためである．L-ドーパの吸収は小腸上部のアミノ酸トランスポーターによって行われる．食後にL-ドーパを飲むと，食餌から出たアミノ酸の吸収と競合するため，L-ドーパの吸収が遅れるためで，血中濃度が低くなる．実際我々の症例で食後に服用すると効かないと訴えた症例は数多くある．L-ドーパの吸収を食前と食後で比較したデータは愛媛大学神経内科の野元正弘先生がもっておられるが，食後投与だとL-ドーパのピークが低くなることが示されている．

　食前投与にする場合は，最初はL-ドーパを飲んですぐ食事を始めるように指導する．胃腸症状に対する懸念を払拭するためである．すぐ食事をしても，胃で食物からアミノ酸がでるのにやや時間がかかるため，L-ドーパの吸収は速やかに行われ，多くの患者さんはよく効くようになったと述べる．患者さんが食前投与になれたら，服用を食事の前10分〜1時間程度に伸ばしてもよい．このように注意しても，食前投与で吐き気をもよおす症例が数％あり，その場合はドンペリドンを併用するか，食後投与に換える．

　食前投与にしても余り改善のない場合は，L-ドーパを水に溶かして服用する．水はコップ1/4くらいでよい．これにより，喉につかえるとか，胃の壁についたままはがれない症例は良くなる．それでも良くならない場合，水の量をコップ半分くらいに増やしてみる．また制酸作用をもつ胃薬を服用している場合は，それを中止してみる．L-ドーパは酸性の胃液に溶けるからである．

　このようにして，L-ドーパの吸収が遅れる場合を克服する．1つは喉などにひっついて離れない場合であり，もう1つは食餌に混ざって吸収が遅れる場合である．L-ドーパは小腸上部の中性アミノ酸トランスポーターから吸収され，食道，胃からは吸収されない．脳への移行も中性アミノ酸トランスポーターによる．食事のあと症状が一時的に悪くなる症例があるが，これは食餌から出たアミノ酸が脳に移行するため，L-ドーパの脳への移行が一時的に低下するのではないかと考えられる．

7 MAOB阻害薬またはドパミンアゴニストで治療を始める場合

　症例が60歳未満の場合は，MAOB阻害薬かドパミンアゴニストで治療を開始すべきであろう．MAOB阻害薬の場合は，エフピー錠® 5 mg/日から始め，効果不十分の場合は10 mgまで増やす．これにて効果不十分の場合，副作用にて増量が困難な場合は，次にドパミンアゴニストを試す．ドパミンアゴニストはプラミペキソールまたはロチゴチンを使用する．ロピニロールは前2者により副作用があった場合に使用する．ロピニロールは維持量が欧米より低く設定されているので，維持量の設定が難しい．プラミペキソールは速効錠と1日ゆっくりと吸収される遅効錠がある．速効錠の場合は，1日0.25 mg（朝夕）より始め，1日1.5～4.5 mg（朝昼夕食後）まで漸増する．遅効錠の場合は，1日0.75 mgより始め，1.5～4.5 mgまで増量する．朝1回か夕食後または寝る前に1回で投与する．ロチゴチンは貼付薬である．1日1回4.5 mgより始め1日18～36 mgまで増量する．貼付は朝でも夕方あるいは夜でもよい．ドパミンアゴニストを使用し始めても，満足のいく効果がない場合，あるいは副作用で使えない場合は，L-ドーパ治療に移行する．

　ドパミンアゴニストには多数の副作用があるので，それが現れたら原則として投与を中止し，L-ドーパ治療へと向かう．ドパミンアゴニストの副作用で比較的多いものは，食欲低下，吐き気，嘔吐，昼間の眠気，幻覚，PISA症候群，腰折れ，頸下がり，ギャンブル，性欲亢進，めまい，立ちくらみ，起立性低血圧，下肢のむくみなどである．貼付剤でも同じように副作用が発現することがあるので注意する．貼付剤にはさらに貼付部位の着色，発赤，水疱形成，かゆみなどがでる．

8 それ以外の薬物で治療を始める場合

　抗コリン薬とアマンタジン塩酸塩が問題となる．抗コリン薬は振戦が強く他にはあまり障害のない場合に使用を考えてよい．若年者の場合，大抵は認知症を伴わないので，抗コリン薬を使用してもよいと考える．抗コリン薬には色々あるが，アーテン®が最も効くようである．アーテン®は最近の研究によると[10]，半減期は33時間あるので朝1錠で大抵の症例は大丈夫である．アーテン®で効果不十分の場合は，アマンタジン塩酸塩を上乗せしてもよい（100～150 mg）．これでも効果のない場合は，若年の場合は，MAOB阻害薬，ドパミ

ンアゴニストを用いる．

　高齢者の場合，MAOB阻害薬の次はL-ドーパ製剤に進むのがよい．MAOB阻害薬を入れておくのは，DATATOPの症例を使い，すくみ足に対する予防効果が示されたからである[11]．すくみ足に対しては今のところ良い薬物がない．すくみ足はまずウェアリングオフのオフ時間に出現することが多いので，オフ時間をできるだけ少なくしてすくみ足を起きにくくするのが大切である．

　抗コリン薬の認知症症状とパーキンソン病における有用性については第3章に詳しく述べてある．

9　L-ドーパの効果不十分

　ウェアリングオフはないが，L-ドーパ製剤を飲んでも効果が不十分な場合はどうするか．毎食後L-ドーパ製剤を1錠（100 mg）ずつ投与しても効果が不十分な原因は4つ考えられる．第1はL-ドーパ製剤がL-ドーパ吸収部位に達するのに時間がかかっている場合である．L-ドーパは小腸上部のドパミントランスポーターから吸収される．他の部位からは吸収されない．蛋白質は主に胃でアミノ酸に分解される．この食餌から出たアミノ酸がL-ドーパと一緒に小腸に運ばれるため，食餌から出たアミノ酸が多いとL-ドーパの吸収が遅れる．これに対処するには，食事の前にL-ドーパ製剤を飲むことである．どのくらい前がよいか？　著者は食事の直前から始める．食餌から出るアミノ酸に多少時間がかかることを考え，著者は食餌の直前でも効果はあると考えている．患者さんが食前服用に慣れたら，症状により食事の前ならいくらでも早くして差し支えない．

　第2の可能性は，L-ドーパ製剤を飲んでも効いてくるのに30分以上かかる場合である．L-ドーパ製剤が喉に引っかかるか，胃壁にくっついて溶けない場合である．この場合，L-ドーパ製剤を50 mLくらいの水に溶いてそれを飲んでもらう．口の中で咬んでから飲み込む人がいるが，これは良くない．細かい粒子が舌や，舌の裏，歯，食道などについてやはり吸収の遅れをきたすことがある．

　第3の可能性は，やはりL-ドーパの効果発現に30分以上かかる場合であるが……．胃からの排出時間が遅延している場合である．胃からの排出時間を遅くする薬物は飲んでいるL-ドーパ製剤，胃液の酸度を抑える種々の胃薬がある

ので, 不必要な胃薬を中止し, ドンペリドン10 mgまたはモサプリド（ガスモチン®）5 mgを毎食前に投与する. 後2者は胃からの排出時間を短縮する.

第4の可能性は, L-ドーパの脳への移行が阻害される場合である. それまでよく効いていたのが, 食事をするとしばらく症状が悪くなるとの訴えは時々ある. この機序は十分解明されていないが, 脳へのL-ドーパの移行が, 食餌由来の中性アミノ酸により阻害されるのではないかと考える. 脳へのL-ドーパの移行も中性アミノ酸トランスポーターによる. この場合は, 食直前にL-ドーパを飲むのを, 食前1～2時間前にしてみる. これでも良くならない症例がある.

すべての可能性に対処してもL-ドーパ製剤300 mg/日で効果が不十分の場合は, L-ドーパの増量にかかる. 1回量をまず150 mgに増やし, それでも不十分の場合毎回200 mgまで増やす. 200 mg×3回, 毎食前の効果に限界がある場合は, 他の薬剤を試す. 他の薬剤で効果がない場合, 稀に300 mg×3回まで増やして効果のあることもある.

10 ウェアリングオフとジスキネジアの発現機序

臨床ではウェアリングオフがまず出て, それからしばらく経ってジスキネジアが出ることが多い. 我々の調査では, 発症後10年以上経つと56.3％, 15年以上経つと75.4％の症例がウェアリングオフを訴える. この頃のDAT scanを見てみると, 尾状核にはまだドパミントランスポーターの取り込みが残っているが, 被殻にはほとんど残っていない. しかもL-ドーパを投与するとその効果はちゃんと残っている. この頃になるとおそらく80％以上のドパミン終末は変性してしまっている. L-ドーパはどこで脱炭酸を受けてドパミンになり, 効果を現すのであろうか？

残っているドパミンニューロンからのspoutingがまず考えられる. しかし, この場合は, DAT scanで少しはドパミン終末がみられるのではないか？ 少し残っているにせよ主役ではないように思う. するとセロトニンニューロン終末が主に肩代わりをしているのではないかと考える. 動物実験では, MPTPにてドパミン系を壊しておくと, 線条体においてはセロトニンニューロンのsproutingが起きることが知られている[12]. 線条体には縫線核からくるセロトニンニューロンもたくさん終末をつくっている. パーキンソン病ではセロトニンニューロンも結局は障害されるが, ドパミンニューロンよりは相当遅れると

思う．L-ドーパが選択的にドパミンニューロンに取り込まれるというデータはないから，かなりの部分がセロトニンニューロンに取り込まれるのではないかと考える．動物実験ではあるが，ドパミンの除神経をしただけではアロマディックL-アミノ酸脱炭酸酵素の免疫組織は変化せず，パーキンソン病のドパミンの効果はかなりをセロトニンニューロンに負っているのではないのかというレポートがある[13]．セロトニンニューロンにはアロマディックL-アミノ酸脱炭酸酵素があるので，L-ドーパはドパミンに代謝される．Vesicular monoamine transporter も存在するので，小胞体にも入ると思われる．するとシナプス間隙にも放出されると思う．これがどうやってドパミン受容体にたどり着くかは不明であるが，ドパミン終末は相当障害されているので，セロトニンニューロンの sprouting によりこれが可能ではないかと思われる．ドパミンニューロンに取り込まれた場合，放出されたドパミンは受容体を刺激したあと，ドパミントランスポーターより速やかに元のドパミンニューロンに取り込まれる．したがってよほどのことがない限り，シナプスのドパミン濃度はそれほどは上がらないのではないかと思う．ところがセロトニンニューロンから放出されたドパミンは，ドパミントランスポーターのないセロトニンニューロンには取り込まれず，シナプスのドパミンが容易に高濃度になるのではないかと考えられる．セロトニンニューロンにはセロトニントランスポーターはあって，セロトニンしか取り込まない．したがってドパミンの保持能力は短くなるし，シナプスのドパミンは高くなる．これがウェアリングオフおよびジスキネジアの主な発現機序ではないかと考える．Bedard らは，セロトニントランスポーターをパーキンソン病の線条体で測り，取り込みが正常よりやや高値であることを報告している[14]．最近の移植に関する動物実験のデータでは，中脳を移植する場合，セロトニンニューロンが移植片に混入するとジスキネジアが増強するとのデータがある[15]．Politis らは，2例の胎児中脳の移植を受けた症例の脳イメージングをとり，セロトニン性の終末が増えていること，それら症例にはジスキネジアが強かったこと，セロトニン受容体のアゴニスト投与でジスキネジアが軽減することを示した[16]．Navailles らも L-ドーパの脱炭酸はほとんどセロトニンニューロンで行われると述べている[17]．セロトニンニューロンもパーキンソン病で変性するが比較的軽い[18]．しかし，セロトニンニューロンにも変性が進む[19]．あと L-ドーパの脱炭酸を行うのはグリア細胞になってし

まう．これもドパミンを放出することはできるから最後までL-ドーパはある程度は有効ではないかと思われるが，グリア細胞から放出されたドパミンがどのようにしてドパミン受容体を刺激するかは不明であるが，ある程度浸潤していってドパミン受容体にたどり着く可能性が考えられる．

モノアミン酸化酵素B阻害薬は，ある程度抗パーキンソン病作用があることが知られている[6,7]．ドパミンニューロンに発現しているのは，主にモノアミン酸化酵素Aであり，セロトニンニューロンやグリア細胞にはBが発現している[20,21]．B阻害薬に抗パーキンソン効果がみられるのは，セロトニンニューロンやグリア細胞がかなり肩代わりをしているためではないかと考える．

このように，ウェアリングオフ，ジスキネジアが盛んな時期には，セロトニン系ニューロンの関与が大きいのではないかと思う[22-24]．セロトニンニューロンもいずれは変性に陥るので，観察期間が長期に及ぶとジスキネジアは減少し，L-ドーパの効果も減弱するのではないかと考えられる．

11 ウェアリングオフの治療：L-ドーパ製剤の頻回投与

ウェアリングオフが出る時期になると，L-ドーパは主にドパミン取り込み機構のないセロトニンニューロンに取り込まれると思う．この時期のL-ドーパ1回量は症状がオンになり，できるだけジスキネジアを起こさない量を投与することが大切である．L-ドーパの1回量を減らせば効果の持続時間は短くなる．L-ドーパの血中半減期は病期によらず，最初から2～3時間である[25,26]．セロトニンニューロンから放出されたドパミンは元のニューロンに取り込まれることなく，代謝されていくので，効果の持続時間が短くなると考えられる．

したがってL-ドーパの投与回数は，ウェアリングオフが出てきたら，最初は4回（100 mg×4）が良いと思う．夕方薬の切れてくる症例が多いので，午後の4時頃にL-ドーパ製剤1錠（100 mg）を追加し，夜の分は8時頃に投与する．夜中にオフになってトイレに行くのに不自由な症例や寝返りが不自由な症例には就寝前に1錠（100 mg）を投与する．両者が必要な場合もある．

早朝歩行困難や動作緩慢を訴える症例も少なくない．夜間薬を飲んでいないから朝が最も薬の切れた状態となる．早朝時のオフである．この場合は朝4時頃L-ドーパ製剤100 mgを飲むか，朝目覚めてすぐ布団の中でL-ドーパ製剤を飲み15～20分程度布団の中で効いてくるのを待ち，それから起きればよい．

4時頃トイレで目を覚ます症例が多いが，この場合はトイレから帰ってから飲めばよい．トイレに行かない場合は目覚めてから服用する．

　それからも，オン時間が少しずつ短くなってくる症例は多い．この場合，効いている間はL-ドーパは飲まず，切れてきたらすぐ次のL-ドーパを飲むように指導する．このように指導すると1日5〜6回，夜中も飲めば7回になる．何らかの非運動症状がオフに先行する場合は，その最初の出現で服用する．L-ドーパを飲む間隔は時計をみながら正確に飲むのではなく，自分の症状に合わせて飲むほうがよい．いきなりオフになる場合は3時間ごとの服用を薦める．2時間以下にオン時間が短縮その際は8〜10回くらい服用することもあるが，この場合1日総量がL-ドーパとして1,000 mgくらいになることもあるが，これ自体は心配ない．ただ気をつけることはできるだけジスキネジアを少なくすることである．L-ドーパの最高維持量は1,500 mgである．

　1回100 mgのL-ドーパでオンにならない場合は，毎回150 mg，200 mgまでは上げる．毎回同じである必要はない．午前悪い人は午前を余計に，午後悪い人は午後を増やして服用すればよい．また毎日同じ量を服用する必要もない．L-ドーパは吸収のあまり良くない薬物であることを説明し，オフになる少し前に服用するよう薦める．患者さんは大抵薬が切れてくるのを予感できるようになる．

12　ウェアリングオフの治療：他の薬物を併用する場合

　モノアミン酸化酵素B阻害薬，カテコール O メチルトランスフェラーゼ阻害薬，ドパミンアゴニスト，ゾニサミド，イストラデフィリン，抗コリン薬が使用可能である．これら薬物を併用した場合，ジスキネジアを誘発または増強することがあることを銘記しなければならない．そのような場合，他の薬物を併用することの利点と欠点を良く勘案して，薬物の併用を考えることと，他の薬物（L-ドーパ）で現在の状況（ウェアリングオフ）を乗り切ることが可能かどうかを勘案することが大切である．

①モノアミン酸化酵素B阻害薬を併用する場合

　本薬は，脳のモノアミン酸化酵素B（MAOB）を阻害し，ドパミンの壊れるのをある程度防ぐ作用がある．セレギリン塩酸塩を用いる場合は，朝食後と昼食後に2.5〜5 mgずつ投与する．ラサギリン（現在治験中）を用いる場合は，

1日1～2 mgを使用する．セレギリンをウェアリングオフのある症例に使うとウェアリングオフは軽くなり，オン時間が延長するというデータはあるので[27-29]，ウェアリングオフの治療にはよいが，ジスキネジアは強くなる可能性がある[30]．事実MAOB阻害薬をきるとジスキネジアの軽くなる症例もある．しかし，最近ではジスキネジアは返って軽くなるというデータもある[31]．

②カテコール-O-メチル転移酵素（COMT）阻害薬を併用する場合

COMT阻害薬は末梢組織で作用する薬物である．L-ドーパのカテコールリングの3位の水酸基に作用して酸素にメチル基が結合するのを防ぐ酵素である．3位の水酸基にメチル基がつき，アミノ基がMAOにより酸化されるとホモバニリン酸への代謝経路を進む．できるだけカテコール環を温存したまま脳に入れようという薬である．本邦ではエンタカポン（コムタン®）が市販されている．エンタカポンは代謝が速く，L-ドーパと一緒に服用する．1回100 mgが常用であるが，200 mgまで増量できる．1日8回まで使用可能である．L-ドーパを9回以上飲む場合は，最後のほうはL-ドーパのみを飲む．エンタカポンでL-ドーパの効果が延長するのはせいぜい30分である．また有効例は60%程度である．使用はウェアリングオフの出現した症例にのみ用いる．またジスキネジアが増加するので[32]，使用するか使用しないかは慎重に判断する．ジスキネジアが出た場合は原則中止する．

③ドパミンアゴニストを使用する場合

ドパミンアゴニストで治療を開始するときのように（78頁），少量からスタートし徐々に増量する．どのくらいまで増量するかは，ウェアリングオフがある程度改善し，我慢できる程度になったところである．ドパミンアゴニストは，プラミペキソールまたはロチゴチンを使用する．ロピニロールは本邦での維持量が低く設定されているので，維持量を決めにくい難点がある．いずれも食欲低下，吐き気，嘔吐，昼間の眠気，幻覚，PISA症候群，腰折れ，頸下がり，ギャンブリング，性欲亢進，めまい，立ちくらみ，起立性低血圧，下肢のむくみなどを呈することがあり，これらが現れたら投与を中止する．ジスキネジアが出た，あるいはひどくなった場合も中止すべきである．

④ゾニサミドを併用する場合

ゾニサミドは本来抗てんかん薬であるが，てんかん発作とウェアリングオフを有するパーキンソン病の患者さんに使用したところ，ウェアリングオフが改

善したことで抗パーキンソン病効果がみつかったものである．作用機序は十分にわかっていないが，モノアミン酸化酵素阻害作用があるらしい．これを使用する場合は，朝 25 mg を使用する．効果がない場合は 50 mg まで使用が認められているが，ウェアリングオフに効果のあるのは 1 日 50 mg 使用した場合である[33]．使用しても効果のない場合が少なくないので，効果のない場合は使用を中止すべきである．また，ジスキネジアが出た場合も中止する．

⑤イストラデフィリンを併用する場合

イストラデフィリンは，線条体間接経路の GABA ニューロン上にあるアデノシン受容体の A2a 受容体をブロックする薬物である．間接経路の GABA ニューロンは，ドパミン不足により反応が過剰となっていると推定されるが，この過剰反応を正常な方向へと変える作用が考えられている[34]．朝 1 回に 20 mg を投与するが，効果のないときは 40 mg まで増量可能である．効果のない例も少なくないので漫然とした投与は避けるべきである．ジスキネジアが出た場合も中止すべきである．

⑥抗コリン薬を併用する場合

以上の薬物がすべて無効であった場合は，抗コリン薬を用いる．抗コリン薬は物忘れや幻覚を起こすことがあるので注意する．抗コリン薬のなかでは，筆者はトリヘキシフェニジルを使用している．半減期が長いので朝 1 錠の投与ですむからである．

13 ジスキネジアが出た場合の処置

ジスキネジアは医師が気がつくが本人は気づかない程度の会話中に出る頸や上肢のちょっとした動きのみの場合には治療の必要がない．本人が気がつくようになったら治療を試みる．この段階のジスキネジアは家人は気がついているが，本人は気がついているもののまだそのジスキネジアを苦痛には思わず，本人はむしろその程度のジスキネジアがあったほうが運動がスムースにいくと自覚しているときもある．本人がジスキネジアを苦痛に思うようになったら intractable dyskinesia である．筆者は第 2 段階のジスキネジア即ち本人が気がついているが，まだ苦痛には思わない段階からの治療を考えている．

この際の治療は L-ドーパ製剤のさらなる頻回投与と，L-ドーパ製剤以外の薬物の段階的減量または中止である．ジスキネジアは 1 回に飲む L-ドーパ製剤

の量が多いことである．したがって1回量を減らすよう試みる．1回量を減らせばオン時間が短くなるので，投与回数を増やす．例えば毎回1錠半を6回服用していた症例には，毎回1錠を8〜9回投与にしてみる．毎回1錠ずつ6回投与していた症例には，毎回75mgずつ8回投与にしてみる．75mgを投与するには，カルコーパ®やドパコール®のようなL-ドーパ50mg錠を使用している場合は，その1錠半を投与すればよいが，L-ドーパ100mg錠を使用している場合は，1日分の6錠を300〜500mLの水道水に溶かして，それに8つ目盛を書き1目盛ずつ服用する．水道水に溶かした場合は，冷蔵庫に24時間入れておき，服用時によく振って服用する．外出時には鞄はたはハンドバックに入れて出ればよい．これはFahn教授から聞いた話であるが，水道水の代わりに炭酸を溶かした水にすれば24時間は室温で大丈夫であるという．色が黒くなってきたらL-ドーパの自動酸化を示し．それは飲んではいけない．水に溶かすようにすると1錠未満の飲み方を自由に変えられ，試行錯誤でジスキネジアはあまり起こさず，かつオンになる1回量を決めていくことができる．

　L-ドーパ製剤以外の薬物を減量〜中止する場合は次のように行う．筆者の場合，大体次の順序でやめていく．MAO阻害薬，COMT阻害薬，イストラデフィリン，ゾニサミド，ドパミンアゴニストである．服薬の減量〜中止は，例えばエフピー錠®であれば，それを1週間やめ，もし動作緩慢や歩行障害が前と変わらなければそれは多分やめて大丈夫な薬であるので，中止〜減量するように指示する．患者さんは1週間目に受診の必要はない．ただし処方は出しておく．ジスキネジアが1段階軽度になればそれで満足せざるを得ない場合が多い．このようにして，併用薬を徐々に中止してゆくことでもジスキネジアは改善する．

　ジスキネジアを積極的に軽減させる薬物はアマンタジン塩酸塩である．通常の維持量より少し高い量を使用する．100mgを朝昼か，朝昼夕に投与する．この薬理作用については，第3章（176頁）を参照されたい．

14 すくみ足が出た場合の対応

　すくみ足に効果が示されたのは，DATATOPの症例を使ってセレギリン服用者にすくみ足が少なかったことだけである[11]．それ以外の薬物には効果はない．すくみ足はウェアリングオフのオフ時にまず現れる．したがってすくみ足

の対策は，まずオフ時間をできるだけ軽く，また短くすることが大切である．やがてすくみ足はウェアリングオフに関係なく現れるようになり，狭いところ，曲がり角，トイレの中，部屋への入り口などで転倒が現れる，外では小刻み歩行が現れて電信柱などにつかまってやっと止まるようになる(festination)．

　すくみ足に対する治療としては，MAOB阻害薬を使用していなかったら，副作用に注意してこれを使用する．ジスキネジアの出ている症例には使えない．次に薬物ではあまり期待するものがないので，歩行練習を行う．歩行練習は毎朝10分間家人と一緒に行う．家人は患者さんに触れずに一緒に歩き，転びそうになったらいつでも助けられる位置にいる．歩行練習の際，患者さんには気をつけることが3つある．第1は歩みをかかとからつけて歩くことである．第2は腕を軽く振ることである，第3は顎をあげて歩く方向をみて歩くことである．これを励行することで転ぶ回数が減った患者さんが何人もおられる．

非運動症状に対する治療の進め方

1 自律神経症状

A. 便秘

　便秘はパーキンソン病の症状である．Braakらによると，パーキンソン病で最初に障害される脳神経核は延髄の背側運動核である[35]．背側運動核は迷走神経の起始核である．迷走神経は骨盤臓器を除く全内臓領域に副交感性の支配を行っている．すなわち迷走神経は消化管の蠕動を促す作用を有している．この機能が低下するのが便秘である．便秘はパーキンソン病全体の約70％に現れ，運動症状より早く出現することが大部分である[36]．便はうさぎの糞のように固くてころころした便であるとの訴えが多い．

　便秘の治療法は，毎食生野菜を食し，お湯または水をコップ1杯以上食事をしながらチビチビと摂り，さらに就寝前に緩下剤(ヨーデルS®，プルゼニド®，アローゼン®など）を使用する．緩下剤は毎晩1錠から始め，1錠では出ない場合は順次増量し，大体1日おきにあるいは毎日便通があるように調整する．緩下剤何錠飲んでも構わないが4錠以上は保険で切られるおそれがあるので，その場合は2種類以上用いる．緩下剤は毎晩翌日便通があっても，なくても飲むように薦める．緩下剤は1日おきに便通があるまで増量し，軟便・下痢に

至ったら，その日は飲まず，翌日再び低用量から漸増する．

緩下剤不応の頑固な便秘に対しては，モサプリド（ガスモチン®）[37]あるいはドンペリドン（ナウゼリン®）[38]の使用により，腸の蠕動運動を高めるように努める．大抵はこれで1日おきに出るようになる．失敗するのは，便が出るようになり，緩下剤の服用を中止することが最も多いようである．

B. 夜間頻尿

夜間頻尿は，脊髄内を下降する交感神経の障害ではないかと考えられるが，パーキンソン病でのエビデンスはない．夜間頻尿は60歳以上は2回まで，60歳未満の若年者は1回までは我慢できるであろうと考えて治療を行っている．夜間尿が3回以上になると不眠などの原因となる．まず，午後の3時以後はお茶，紅茶，コーヒーの類いは口にせず（これらには利尿作用がある），喉が渇いたら白湯を飲むように指導する．さらに夕食後は水分を控えるよう注意する．就眠時の水分もコップ半分以下に控えるようにする．

これにて尿回数が減少しない場合は，寝る前に短時間作用型入眠薬を使用する．入眠薬は，アモバン®，マイスリー®，レンドルミン®あるいはこれらのジェネリックを使用する．これにより尿回数が減らない場合は，副交感遮断作用のある薬物，ベシケア®，デトルシトール®，トフラニール®などを使用する．これらは末梢の副交換神経遮断作用が主であるが，デトルシトール®以外は一部脳にもはいるので注意が必要である．

C. 性機能

性機能に関しては勃起不全を訴えることがある．これに対しては，シルデナフィル（バイアグラ®）25～50 mgを性行為の1時間前に服用する．稀に性欲亢進を訴えられることがある．非麦角系のドパミンアゴニストを服用していることが多いが，そのドパミンアゴニストを減量～中止する．これでもよくならない場合は，クエチアピン（セロクエル®）50～150 mgを投与する．

D. 起立性低血圧・低血圧

起立性低血圧は，主に下肢の交感神経の障害により起きる．起立により収縮期血圧が100 mmHg以下になり，かつ起立により，失神，めまい，立ちくらみ，ふらつきなどの症状がある場合は治療の対象になる．まずミドドリン（メトリジン®）2～4 mgを朝食と昼食後に投与するとよい．これにても失神，めまいなどの症状が消えない場合はフロリネフ®0.1 mgを朝食後投与し，症状が

ほぼ消えるまで漸増するが，最高維持量は1日0.3 mgとする．定期的に血清電解質をチェックし低カリウム血症の発生に注意する．L-ドーパ製剤を使用していない症例にはドプスを使用してもよい．末梢性ドパ脱炭酸酵素阻害薬を飲んでいると，ドプスが脳に入り，脳内では血圧を下げる方向に働くので注意が必要である．パーキンソン病の患者さんは，発症後血圧が低くなることが多い．

　臥位高血圧になる症例は背中の下に座布団などを入れ，頭を高くして寝るよう指導する．それでも夜間の収縮期血圧が200 mmHgを超える場合は，寝る前にアムロジン2.5 mgなどを処方する．180 mmHg以下ならば降圧薬の処方は行わず，180 mmHgと200 mmHgの間はケースバイケースで対応する．

E. 食餌性低血圧

　食事終了後あるいは食事後半に失神，めまい，ふらつき，立ちくらみなどのある症例には，メトリジン® 2～4 mgを朝昼食前，または朝昼夕食前に投与する．これにても失神，めまいなどの症状に改善のない場合は，フロリネフ® 0.1 mgを朝食前に投与し，症状がほぼ消えるまで漸増する，ただし最高維持量は0.3 mgとする．フロリネフ®使用中は，高血圧，浮腫，高ナトリウム血症，低カリウム血症に注意する．

F. むくみ

　下腿の浮腫は非麦角系ドパミンアゴニスト使用者に時々みられる．これを使用していたら，それを中止する．中止する場合は，ドパミンアゴニスト消退症候群を引き起こさぬよう2段階くらいにわけて減量を図る．ドパミンアゴニストを使用していない場合は，心機能，肝機能，腎機能を調べて内科専門医のコンサルテーションを薦める．

G. 発汗

　パーキンソン病の方は玉のような発汗を呈することがある．夜間に多いが昼間のこともある．パーキンソン病の方は普段は発汗は低下しており，発汗が始まると玉のような発汗に至ることが多い．これは自律神経症状と思われるが，有効な対処法はない．心配のないことをよく説明して，あとは濡れた下着を取り替えるように注意する．

2 感覚障害

A. 嗅覚障害

　嗅覚障害は通常運動症状の発現に先立ってみられ，パーキンソン病の75〜90％にみられる[39]．発現機序については嗅球のドパミンニューロンは正常の2倍に上昇しており，ドパミンは嗅覚を鈍らせる機序が報告されている[40]．また本邦からは高度の嗅覚低下は認知症の危険因子となることが報告されている[41]．嗅覚低下が積極的に訴えられることは少ないが，診断の参考になるので質問すべきである．有効な治療法はない．味覚の低下につながるようなことはあるが，我慢しても心配のない症状であることをよく説明する．

B. 痛み・しびれ

　しびれはビリビリする感覚を訴えることがある．痛み・しびれについてはパーキンソン病によることと合併症によることがあるので，それを区別する．パーキンソン病による場合は，ウェアリングオフのある患者さんで，L-ドーパ製剤が切れてくると痛みを訴えることがある．痛みを訴えた場合は，その痛みが早朝とか，オフ時間に強く，L-ドーパ製剤を服用することでかなり軽減する場合は，パーキンソン病による痛みと考え，痛みが出たらすぐ次のL-ドーパ製剤を飲むように指示する．パーキンソン病による痛みは頭痛，上肢痛，背部痛，腰痛，下肢痛など出る部位はいろいろである．また上肢痛，下肢痛などの場合，左右両側に出ることもあるが，一側のみ，あるいは一側優位に出ることもある．

　パーキンソン病でなぜ痛みが出るかは不明であるが，著者は中脳水道周辺に存在する内因性モルフィン性ニューロンがドパミンの影響を受けているためではないかと考えている．このニューロンは脊髄の後角に下りGate controlのような役割を果たしていると考えられている．すなわち活動が高まると痛み刺激を通りにくくし，活動が弱まると痛み刺激を通りやすくする[42]．このニューロンは腹側被蓋野から腹側淡蒼球，前部帯状回を回ってドパミンが減少すると活動を低下し，上昇すると活動が上昇するような調整を受けているらしい[43]．

　痛みが目覚めてから1日続く場合，特定の運動・姿勢で起きる場合（例えば歩くと腰痛を生じるが，座位・臥位では起きないなど）で，L-ドーパ製剤を飲んでも痛みにはほとんど変化がない場合は，合併症による痛みと考え，それぞれ必要な検査を行って痛みの原因を確かめるよう努める．後者の痛みは，腰痛が一番多いが．手術が必要でない場合は，ボルタレン®，リリカ®，ロキソニ

ン®などを使用し，良くならない場合は整形外科などに紹介する．

3 睡眠障害

A. 入眠障害，中途覚醒

　入眠障害・中途覚醒はパーキンソン病の約2/3にみられるという[44]．原因は多岐に及び，責任病巣を絞ることも困難であるが，パーキンソン病では延髄に次いで橋が障害されることが示されているので，何か障害があるとすれば橋の可能性は考えられる．入眠障害・中途覚醒は運動症状の出現に先立ってみられることもあるが，運動症状が発現してからみられることもある．

　入眠障害の訴えに対しては，アモバン®，マイスリー®，レンドルミン®などの短時間作用型の睡眠導入剤を使用する．これらの睡眠導入剤は毎日使用するように指示し，自然に使用を忘れるようになったら忘れてもよいとする．これらの睡眠導入剤については，頭が悪くなる，精神異常をきたす，体に悪いなどの偏見を持ち，毎日は飲まない症例があるので注意する．熟眠しないと翌日のパーキンソン症状があまりよくならないことを説明する．

　中途覚醒は，トイレのために目覚める．痛みのために目覚める．自然に目覚めるなど，原因は色々であるが，原因を確かめて対処することが望ましい．例えば夜間頻尿には夜間頻尿の項で述べたような処置をとるとか，ジストニアによる痛みのためには，寝る前にL-ドーパ製剤，ドパミンアゴニストなどの服用を薦める．中途覚醒に対してはハルシオン®のような極短時間作用型の睡眠導入剤を夜中に服用してもよい．寝る前に短時間作用型の睡眠薬あるいはロヒプノール®などの長時間作用型の睡眠薬を使用してもよい．

B. むずむず脚症候群

　むずむず脚症候群を合併するパーキンソン病症例は約20％と報告されている[45]．合併した場合は，寝る前に少量のドパミンアゴニストを使用する．

C. REM睡眠行動障害（RBD）

　RBDの責任病巣は橋青斑核の近傍が考えられるいる[46]．したがって通常運動症状の前に出現する．Shenckらは，最初本態性RBDと診断されたものの中で，38％が後にパーキンソン病と診断されたと述べている[47]．RBDの確定診断にはポリソムノグラフィーを行わなければならないが，外来の患者さんにこれを行うのは大変なので質問形式でこれを補う方法が発表されている[48]．

夢をみて寝言をいう場合には，REM 睡眠行動障害の疑い，夢をみて手足を動かす場合は，REM 睡眠行動障害の可能性がある．REM 睡眠行動障害はあっても，家人を驚かすに至らない場合は，治療を行わなくてもよい．REM 睡眠行動障害は，手足を激しく動かして怪我をする場合や，家人が驚いて目を覚ます場合は，治療の対象となる．この場合，クロナゼパム（リボトリール®）0.5〜1 mg を就寝時に投与すればよい[49]．REM 睡眠行動障害はあっても心配のない症状であることを説明する．REM 睡眠行動障害があると，家人は大抵びっくりして起こすことが多いが，本人は寝ており，心配のない症状であることを説明する．

D. 睡眠時無呼吸

睡眠時無呼吸が疑われる場合は，呼吸器内科のコンサルテーションを求め，その指示により，夜間 CPAP を用いることが原則であるが，CPAP を装着すると眠れないとの訴えが多い．睡眠時無呼吸の症状は主に昼間の眠気である．これが許容範囲であるならば，CPAP を装着しない場合もある．

4 覚醒障害

ドライブ中突然眠り込むこと（SOS, Sudden Onset of Sleep）がプラミペキソール，ロピニロール服用者に起きることが知られていらい[50]，非麦角系薬物を処方する場合には，その可能性を挙げ，注意を喚起することになっている．さらに眠気の症状があり，眠り込んでしまうことは，パーキンソン病の 20〜50％にみられるという[51]．ロピニロールの 5 年の調査では眠気が 27.4%[52]，プラミペキソールの 4 年の調査では 36.4%[53]のデータが報告されている．ロチゴチンでも 32％の報告がある[54]．眠気は L-ドーパを処方している症例にもみられる．これは我慢してもらうしかない．

昼間の眠気を訴える場合，夜間の睡眠が十分とれているかを検討し，とれていない場合は，睡眠薬の使用などにより，夜間の睡眠を改善する．夜間の睡眠がよくとれているにもかかわらず，昼間の眠気を訴える場合，L-ドーパ製剤以外の眠気を起こす薬物をまず減量・中止する．特にドパミンアゴニストは昼間の眠気を起こす薬物であるので，これを減量または中止する．それ以外の抗パーキンソン病薬で傾眠を訴える場合は，L-ドーパ製剤を除き，その薬物を減量または中止する．L-ドーパも眠気を起こす．認知症の合併がある場合，飲む

度に眠気を訴えることがある．L-ドーパ製剤は減量が可能な場合は減量したが，不可能な場合は，そのまま服用する．なおドパミンアゴニストを服用しても眠気をもよおさない場合は，車の運転は希望があれば可としてよいが，SOSに十分な注意を喚起する必要がある．SOSは眠気を起こさずに突然眠り込む現象で，ドパミンアゴニストの副作用の1つに挙げられている．ドライブ中これに襲われると事故の可能性がある．

5 不安状態

パーキンソン病症例は他の同程度の障害を起こす疾患に比べて不安を起こしやすい．Leentjensらの調査によるとパーキンソン病症例の34％にみられたという[55]．不安は運動症状に先立ってみられることがあるので，橋の障害によるのではないかと思うが，はっきりとした責任病巣は不明である．

パーキンソン病に関連した不安では，薬物がそのうちに効かなくなるのではないか，寝た切りになるのではないか，子どもの世話になるのではないかとの不安が多い．まずこれらの不安を取り除くことが大切である．薬は死ぬまで効き，寝たきりになることはない，子どもの世話になるようなことはないことを説明する．ただし，骨折をするとそれを契機に寝たきりになることがあるので，決して転ばないように注意する．転ばないで歩くにはすくみ足に対する注意をよく守ればよい．パーキンソン病症状に関連した不安は，できるだけ症状をとる方向で治療を進める，このような説明のみでとれない不安は，デパス® 0.5 mg×2～3，セルシン® 2 mg×2～3 などの処方がよい．

6 鬱状態

パーキンソン病に鬱はよく合併する．責任病巣は橋と思うが，責任病巣が縫線核にある大鬱病と違い，セロトニン低下のみならず，ドパミン，ノルアドレナリン，アセチルコリンの低下も鬱に関係していると考えられている．大鬱病とパーキンソン病の鬱の違いは，パーキンソン病の鬱では悲観的になる，希望がなくなる，意欲の低下，健康に対する懸念はみられるが，罪の意識，自己を価値のないものにみるなどの症状はみられないことである[56]．

パーキンソン病に伴う鬱の頻度は20～50％と報告されているが[57,58]，鬱を疑って「あなたは鬱ですか」ときくと鬱ではないと思うという答えが返ってく

る．鬱であることを本人が自覚している割合は，パーキンソン病の鬱の約1%，介護者で約2%と報告されている[59]．症状が比較的よくコントロールされているのに，色々と訴えが多い場合は鬱を考え鬱の治療をしてみる．

　パーキンソン病の鬱の治療には，三環系抗鬱薬，SSRI，プラミペキソールがあるが，パーキンソン病の鬱には三環系が効果があることが知られている[60,61]．筆者はパーキンソン病の鬱に対してはトフラニール®30～60 mgで対応することが多い．これが効かない場合は，パロキセチン（パキシル®）20～40 mg夕食後などSSRIを用いる．比較的軽症の鬱には最初にプラミペキソールを試してもよい[62]．

7　疲労

　パーキンソン病では同じ作業を続けていると10分程度で疲労を訴えることが多い．疲労の責任病巣や治療法はわかっていない[63]．疲労を訴えても1～2分休めばまた作業を続けられる．主婦が台所仕事をしているときや，スーパーへ買いものに行くとき，あるいは主人が駅まで歩くときなどに訴えられる．休み休み作業を続けるように指導する．パーキンソン病の治療が十分でない場合，疲労が強くなる可能性があり，治療が十分であるかどうかを見直すことも大切である．

8　行動抑制障害

A.　病的賭博（pathological gambling）

　比較的若年の患者さんをドパミンアゴニストで治療していた場合，起きることがある[64,65]．これが起きた場合，ドパミンアゴニストを減量・中止し，L-ドーパ製剤に変えて治療する．

B.　病的買い物（pathological shopping）

　比較的若年の患者さんをドパミンアゴニストで治療していた場合，起きることがある[64,65]．これが起きた場合，ドパミンアゴニストを減量・中止し，L-ドーパ製剤に変えて治療する．

C.　病的食欲亢進（binge eating）

　比較的若年の患者さんをドパミンアゴニストで治療していた場合，起きることがある[64,65]．これが起きた場合，ドパミンアゴニストを減量・中止し，L-

ドーパ製剤に変えて治療する．

D. 性欲亢進（hypersexuality）

比較的若年の患者さんをドパミンアゴニストで治療していた場合，起きることがある[64,65]．これが起きた場合，ドパミンアゴニストを減量・中止し，L-ドーパ製剤に変えて治療する．比較的高年の患者さんにも起きることがあり，この場合まずドパミンアゴニストを減量・中止し，これで良くならない場合L-ドーパ製剤を減量し，それでも良くならない場合は，クエチアピン（セロクエル®）25〜100 mg を使用する．

E. 薬物濫用（drug abuse）

抗パーキンソン病薬を処方していると，稀にではあるが，L-ドーパ製剤，あるいはドパミンアゴニストを決められた以上に服用する薬物濫用がみられる[66,67]ことが多い．これが起きた場合，L-ドーパ製剤をできるだけ減量し，ドパミンアゴニストに変えて治療を続ける．ドパミンアゴニストの場合は，それをできるだけ減量してL-ドーパ製剤で治療を続ける．

F. punding

これは細かい物を机の中に整理したり，出したりを繰り返し行っている症状である．L-ドーパ製剤で治療した症例に起きることがある[68,69]．L-ドーパ製剤をできるだけ減量してドパミンアゴニストで治療を継続するよう努める．

9 精神症状

A. 幻覚

幻覚は幻視が多く，時に幻聴をみる．幻覚のある症例には後頭葉の血流低下があることが報告されている[70]．これはパーキンソン病で知られているMeynert基底核の変性の結果である可能性がある[71]．Meynert基底核はアセチルコリンを伝達物質とし，認知症の原因の1つとみられている．これが抗コリン薬を使用することの反対の立場である．幻覚は抗パーキンソン病薬を加えたり，量を増やすことがきっかけになることが多い．しかし，これらを変化させなくても起きることがある．パーキンソン病の脳が幻覚を起こしやすい状態になったときに出る可能性がある[72]．

最初の症状は，誰かいる気配がするという症状が多い．この場合は経過観察でよい．次には主に夜間，暗くなってから柱に掛けてある時計が人の顔に見え

たり，夜間手洗いに行くときに廊下に動物がうずくまっているように見えることが多い．このときは最後に加えた薬物を中止し，これにてよくならない場合は，抗パーキンソン病作用の弱い順に薬物を減量し，L-ドーパ製剤はそのままにするが，1回量を減量して頻回投与とする．ついで昼間も夜も見知らぬ人が部屋に入ってくるのが見えたり，ベッドに女の人が横たわっているような幻視が出る．この場合は，パーキンソン病作用の弱い順に薬物を減量・中止するとともに，L-ドーパ製剤は残すか1回量を減量し，頻回投与とする．クエチアピン（セロクエル®）25〜100 mg（分2）を投与する．クエチアピンは主に夜間に幻視がみえる場合は夕食後，昼間もみえる場合は朝夕2回投与する．幻聴も同じように処置する．海外では1日200 mgまで安全に使用できるとの報告があるが，問題は眠気である[73]．まとまった研究は少ないが，ドネペジルも幻覚に有効なことがあり，認知症がなくても試すとよい[74,75]．

B. 妄想

財布が見当たらないといって警察に電話をしたりする場合，眼鏡や財布をしまったところを忘れて誰かが盗んだと騒ぎだしたら妄想である．妄想に対しては，L-ドーパ以外の抗パーキンソン病作用の弱い順に薬物を中止し，それでも改善がみられない場合は，クエチアピン50〜150 mg（分2〜3）を投与し，経過をみる．

C. 興奮・乱暴行為・錯乱・精神症

興奮・乱暴行為に及ぶときは，見当識も失われていることが多い（錯乱）．また男性の場合，性的言動が亢進することもある．このような場合，L-ドーパ製剤以外の抗パーキンソン病を減量または中止し，クエチアピン75〜200 mg（分3）を使用する[76]．最後にはL-ドーパ製剤を減量せざるを得ない場合もある．

10 認知症

パーキンソン病の認知症は，最近の調査では時点合併率は19.7から35.3%と報告されている[77]，イタリアで行われた調査はこれより低く全例で11.5%，60歳以上で13.5%と報告されている[78]．また進行期では80%に達するとの報告もある[79]．一方認知症が先行してあとでパーキンソン症状が加わる，Dementia with Lewy bodies（DLB）は，2005年のMcKeithらの総説によく書

かれているが[80]，我が国のKosakaらにより1976年始めて報告された疾患である[81]．パーキンソン病が先行して，あとで認知症は加わる疾患は，Parkinson's disease with dementia（PDD）と呼ばれている．著者はDLBとPDDは同じ疾患であろうと考えている．物忘れを中心とするアルツハイマー病と区別すべき病態である．パーキンソン病でも物忘れを訴える患者さんが多いが，物忘れのみの場合は，生理的老化が大部分であって認知症でない場合が多い，この時は，大事なことをノートに書くように薦め，書いた物を日に3回は見直して記憶を新たにするよう指導する．

パーキンソン病の認知症は，executive dementiaである．すなわち込み入ったことを整理して遂行することが難しくなる．例えば旅行の計画たてる，夕食の買い物をする，料理の手順などである．またパーキンソン病に伴う認知症では，認知機能に動揺がある，ある日はよいが，次の日は悪いことがある[82]．パーキンソン病の認知症を合併している患者さんには，ドネペジル（アリセプト®）3〜10 mg（分1〜2）を併用する[83]．海外ではリバスチグミンの貼付薬も効果のあることが報告されている[84]．

日常生活での注意

1 家に帰ると急に引きずり歩行になる

パーキンソン病の患者さんは，外のほうがよく歩け，家に帰ると引きずり歩行になる人が多い．外では人の目があり，できるだけ上手に歩こうという自然の意思が働く，また転んではいけないと思う．ところが家の玄関を入るとそういう緊張がいっぺんになくなってしまう．したがって楽な方法で歩き出し，つま先歩きから転倒することもある．したがって家に帰ってもある程度緊張の糸を継続し，歩くときはかかとから，腕を振って，前を向いて歩くように努める．

2 1日10分歩く練習をする

これは家の中でやることと，配偶者などに一緒に歩いてもらうことが大切である．配偶者は患者さんの体には触れず，転びそうになったらすぐ支えられるように一緒に歩く，歩く場所は廊下，部屋のなかなどを行ったり来たりしながら歩く．このとき患者さんはかかとから足を出し，上肢は軽くふり，前を向い

て歩く．配偶者は患者さんがどれかがうまくできていないときは注意を喚起する．1日1回10分行うのがよいが，午前5分，午後5分にわけてもよい．行進曲を聞きながら行うとさらによい．

3　2つのことを同時にやると転倒することがある

　洗濯物を両手に抱えて2階まで上がる，それを目より高いところに干す，夕飯の時味噌汁などをお盆に載せて両手にもって歩くなどをすると転倒の危険がある．パーキンソン病患者さんは，2つの異なる動作を同時にやることが難しい，洗濯物を目より高い所に干すを例にとって説明すると，目より高い所にもつ作業は1つの作業である．また立っていることも1つの作業である．干し物に気をとられていると，立つという作業への注意がおろそかになり後ろに転倒することがある．我々の日常生活では2つの異なる作業を同時にやっていることが少なくない．パーキンソン病の患者さんは，これが苦手なので我々の想像以上に日常生活が不自由なはずである．

4　パーキンソン病ではやっていけないことはない

　パーキンソン病では糖尿病や高血圧症のような食事制限をする必要はない．何を食べてもよい．また日常生活でどういう生活スタイルをとらなければならないということはない．今までの生活スタイルを踏襲すればよい．リハビリテーションは，定期的にやっていたほうがよいが，忙しくてできない人，リハビリテーションが嫌いな人はやらなくてもよい．睡眠は8時間くらいぐっすり寝たほうが翌日の薬の効きがよい．夜間不眠に悩む人は睡眠薬を飲むなどしてそれを解消してほしい．仕事は続けられる限りいつまでもやっていたほうがよい．仕事を辞めてからも，配偶者と一緒に散歩，旅行などをしたほうがよい．

5　外に見聞にでかけよう

　パーキンソン病の方はできるだけ外に出かけるようにしよう．配偶者と毎日散歩に出るとか，時には食事に行くとか，奥さまが患者さんの場合，ショッピングに付き合ってあげるとか，旅行を薦めるのもよい．患者さんは家の中よりも外に出たほうがよく歩ける．最初は半日くらいの旅行でもよいが，慣れてきたら1日，あるいは泊まりで，あるいは海外へと足を伸ばすのがよい．旅行に

行くといろいろ新しいことを見聞できるし，楽しいことをしていると脳のドパミンもよく出るようになる[85,86].

■文献

1) Ehringer H, Hornykiewicz O. Verteilung von Noradrenalin und Dopamin (3-Hydroxytyramin) im Gehirn des Menschen und ihr Verhalten bei Erkrankungen des Extrapyramidalen systems. Klin Wschr. 1960; 38: 1236-9.
2) Jankovic J, Schwartz KS, Ondo W. Re-emergent tremor of Parkinson's disease. J Neurol Neurosurg Psychiatry. 1999; 67: 646-50.
3) Brooks DJ. Neuroimaging of Parkinson's disease. J Amer Soc Exp Neuro-Therap. 2004.1.243-54.
4) Quinn N. Drug treatment of Parkinson's disease. BMJ. 1995; 310: 575-9.
5) 日本神経学会．パーキンソン病治療ガイドライン 2011．東京：医学書院；2011．p.1-198.
6) The Parkinson Study Group. Effect of deprenyl on the progression of disability in early Parkinson's disease. N Engl J Med. 1989; 321: 1364-71.
7) Olanow CW, Hauser RA, Gauger L, et al. The effect of deprenyl and levodopa on the progression of Parkinson's disease. Ann Neurol. 1995; 38: 771-7.
8) Pritchett AM, Morrison JF, Edwards WD, et al. Valvular heart disease in patients taking pergolide. Mayo Clin Proc. 2002; 77: 1280-6.
9) Markam CH, Diamond SG, Modification of Parkinson's disease. Arch Neurol. 1986; 45: 405-7.
10) Brocks DR. Anticholinergic drugs used in Parkinson's disease: An overlooked class of drugs from a pharmacokinetic perspective. J Pharm Pharmaceu Sci. 1999; 2: 39-46.
11) Giladi N, McDermott MP, Fahn S, et al. Freezing of gait in PD: prospective assessment in the DATATOP cohort. Neurology. 2001; 56: 1712-21.
12) Rozas G, Liste I, Guerra MJ, Labandeira-Garcia JL. Sprouting of the serotonergic afferents into striatum after selective lesion of the dopaminergic system by MPTP in adult mice. Neurosci Lett. 1998; 245: 151-4.
13) Lopez-Real A, Rodriguez-Pallares J, Guerra MJ, et al. Localization and functional significance of striatal neurons immunoreactive to aromatic L-amino acid decarboxylase or tyrosine hydroxylase in rat Parkinso-

nian models. Brain Res. 2003; 969: 135-46.
14) Bédard C, Wallman MJ, Pourcher E, et al. Serotonin and dopamine striatal innervation in Parkinson's disease and Huntington's chorea. Parkinsonism Relat Disord. 2011; 17: 593-8.
15) Carlsson T, Carta M, Muñoz A, et al. Impact of grafted serotonin and dopamine neurons on development of L-DOPA-induced dyskinesias in parkinsonian rats is determined by the extent of dopamine neuron degeneration. Brain. 2009; 132: 319-35.
16) Politis M, Wu K, Loane C, et al. Serotonergic neurons mediate dyskinesia side effects in Parkinson's patients with neural transplants. Sci Transl Med. 2010; 2: 38-46.
17) Navailles S, Carta M, Guthrie M, et al. L-DOPA and serotonergic neurons: functional implication and therapeutic perspectives in Parkinson's disease. Cent Nerv Syst Agents Med Chem. 2011; 11: 305-20.
18) Roselli F, Pisciotta NM, Pennelli M, et al. Midbrain SERT in degenerative parkinsonisms: a 123I-FP-CIT SPECT study. Mov Disord. 2010; 25: 1853-9.
19) Halliday GM, Li YW, Blumbergs PC, et al. Neuropathology of immunohistochemically identified brainstem neurons in Parkinson's disease. Ann Neurol. 1990; 27: 373-85.
20) Riederer P, Konradi C, Schay V, et al. Localization of MAO-A and MAO-B in human brain: a step in understanding the therapeutic action of L-deprenyl. Adv Neurol. 1987; 45: 111-8.
21) Konradi C, Svoma E, Jellinger K, et al. Topographic immunocytochemical mapping of monoamine oxidase-A, monoamine oxidase-B and tyrosine hydroxylase in human post mortem brain stem. Neuroscience. 1988; 26: 791-802.
22) Bara-Jimenez W, Bibbiani F, Morris MJ, et al. Effects of serotonin 5-HT1A agonist in advanced Parkinson's disease. Mov Disord. 2005; 20: 932-6.
23) Carta M, Carlsson T, Kirik D, et al. Dopamine released from 5-HT terminals is the cause of L-DOPA-induced dyskinesia in parkinsonian rats. Brain. 2007; 130: 1819-33.
24) Cheshire PA, Williams DR. Serotonergic involvement in levodopa-induced dyskinesias in Parkinson's disease. J Clin Neurosci. 2012; 19: 343-8.
25) Pahwa R, Marjama J, McGuire D, et al. Pharmacokinetic comparison of Sinemet and Atamet (generic carbidopa/levodopa): a single-dose

study. Mov Disord. 1996; 11: 427-30.
26) Nagayama H, Ueda M, Kumagai T, et al. Influence of ageing on the pharmacokinetics of levodopa in elderly patients with Parkinson's disease. Parkinsonism Rel Disord. 2011; 17: 150-2.
27) Larsen JP, Boas J. The effects of early selegiline therapy on long-term levodopa treatment and parkinsonian disability: an interim analysis of a Norwegian—Danish 5-year study. Norwegian-Danish Study Group. Mov Disord. 1997; 12: 175-82.
28) Ondo WG, Sethi KD, Kricorian G. Selegiline orally disintegrating tablets in patients with Parkinson disease and "wearing off" symptoms. Clin Neuropharmacol. 2007; 30: 295-300.
29) Pahwa R, Factor SA, Lyons KE, et al. Quality standards subcommittee of the American academy of neurology. Practice parameter: treatment of Parkinson disease with motor fluctuations and dyskinesia (an evidence-based review): report of the quality standards subcommittee of the American academy of neurology. Neurology. 2006; 66: 983-95.
30) Shoulson I, Oakes D, Fahn S, et al. Impact of sustained deprenyl (selegiline) in levodopa-treated Parkinson's disease: a randomized placebo-controlled extension of the deprenyl and tocopherol antioxidative therapy of parkinsonism trial. Ann Neurol. 2002; 51: 604-12.
31) Dashtipour K, Chen JJ, Kani C, et al. Clinical outcomes in patients with Parkinson's disease treated with a monoamine oxidase type-B inhibitor: A cross-sectional, cohort study. Pharmacotherapy. 2015; 35: 681-6.
32) Olanow WC, Kieburtz K, Rascol O, et al. Stalevo reduction in dyskinesia evaluation in Parkinson's disease (STRIDE-PD) investigators. Factors predictive of the development of levodopa-induced dyskinesia and wearing-off in Parkinson's disease. Mov Disord. 2013; 28: 1064-71.
33) Murata M, Hasegawa K, Kanazawa I, et al. Zonisamide improves wearing-off in Parkinson's disease: A randomized, double-blind study. Mov Disord. 2015; 30: 1343-50.
34) Mori A, Shindou T, Ichimura M, et al. The role of adenosine A_{2A} receptors in regulating GABAergic synaptic transmission in striatal medium spiny neurons. J Neurosci 1996; 16: 605-611.
35) Braak H, Del Tredici K, Rüb U, et al. Staging of brain pathology related to sporadic Parkinson's disease. Neurobiol Aging. 2003; 24: 197-211.
36) Abbott RD, Petrovitch H, White LR, et al. Frequency of bowel movements and the future risk of Parkinson's disease. Neurology. 2001; 57: 456-62.

37) Liu Z, Sakakibara R, Odaka T, et al. Mosapride citrate, a novel 5-HT4 agonist and partial 5-HT3 antagonist, ameliorates constipation in parkinsonian patients. Mov Disord. 2005; 20: 680-6.
38) Sakakibara R, Uchiyama T, Yamanishi T, et al. Bladder and bowel dysfunction in Parkinson's disease. J Neural Transm. 2008; 115: 443-60.
39) Doty RL, Deems DA, Stellar S. Olfactory dysfunction in parkinsonism: a general deficit unrelated to neurologic signs, disease stage, or disease duration. Neurology. 1988; 38: 1237-44.
40) Huisman E, Uylings HB, Hoogland PV. A 100% increase of dopaminergic cells in the olfactory bulb may explain hyposmia in Parkinson's disease. Mov Disord. 2004; 19: 687-92.
41) Baba T, Kikuchi A, Hirayama K, et al. Severe olfactory dysfunction is a prodromal symptom of dementia associated with Parkinson's disease: a 3 year longitudinal study. Brain. 2012; 135: 161-69.
42) Vanegas H, Schaible HG. Descending control of persistent pain: inhibitory or facilitatory? Brain Res Rev. 2004; 46: 295-309.
43) Zhuo M. Molecular mechanism of pain in the anterior cingulate cortex. J Neurosci Res 2006; 84; 927-33.
44) Garcia-Borreguero D, Larrosa O, Bravo M. Parkinson's disease and sleep. Sleep Med Rev. 2003; 7: 115-29.
45) Ondo WG, Dat Vuong K, Jankovic J. Exploring the relationship between Parkinson disease and restless legs syndrome. Arch Neurol. 2002; 59: 421-4.
46) Boeve BF, Silber MH, Saper CB, et al. Pathophysiology of REM sleep behaviour disorder and relevance to neurodegenerative disease. Brain. 2007; 130: 2770-88.
47) Schenck CH, Bundlie SR, Mahowald MW. Delayed emergence of a parkinsonian disorder in 38% of 29 older men initially diagnosed with idiopathic rapid eye movement sleep behaviour disorder. Neurology. 1996; 46: 388-93.
48) Stiasny-Kolster K, Mayer G, Schäfer S, et al. The REM sleep behavior disorder screening questionnaire—a new diagnostic instrument. Mov Disord. 2007; 22: 2386-93.
49) Olsen EJ, Boeve BF, Silber MH. Rapid eye movement sleep behavior disorder: demographic, clinical and laboratory findings in 93 cases. Brain. 2000; 123: 331-9.
50) Frucht S, Rogers JD, Greene PE, et al. Falling asleep at the wheel: Motor vehicle mishaps in persons taking pramipexole and ropinirole. Neurol-

ogy. 1999; 52: 1908.
51) Arnulf I. Excessive daytime sleepiness in parkinsonism. Sleep Med Rev. 2005; 9: 185-200.
52) Rascol O, Brooks DJ, Korczyn AD, et al. A five-year study of the incidence of dyskinesia in patients with early Parkinson's disease who were treated with ropinirole or levodopa. 056 Study Group. N Engl J Med. 2000; 342: 1484-91.
53) Parkinson Study Group. Pramipexole vs levodopa as initial treatment for Parkinson disease: a 4-year randomized controlled trial. Arch Neurol. 2004; 61: 1044-53.
54) LeWitt PA, Lyons KE, Pahwa R; SP 650 Study Group. Advanced Parkinson disease treated with rotigotine transdermal system: PREFER Study. Neurology. 2007; 68: 1262-7.
55) Leentjens AF, Dujardin K, Marsh L, et al. Symptomatology and markers of anxiety disorders in Parkinson's disease: a cross-sectional study. Mov Disord. 2011; 26: 484-92.
56) Gotham AM, Brown RG, Marsden CD. Depression in Parkinson's disease: a quantitative and qualitative analysis. J Neurol Neurosurg, Psychiatry. 1986; 49: 381-9.
57) Starkstein SE, Preziosi TJ, Forrester AW, et al. Specificity of affective and autonomic symptoms of depression in Parkinson's disease. J Neurol Neurosurg Psychiatry. 1990; 53: 869-73.
58) Ehrt U, Brønnick K, Leentjens AFG, et al. Depressive symptom profile in Parkinson's disease: a comparison with depression in elderly patients without Parkinson's disease. Int J Geriatr Psychiatry. 2006; 21: 252-8.
59) The Global Parkinson's Disease Survey (GPDS) Steering Committee. Factors impacting on quality of life in Parkinson's disease: results from an international survey. Mov Disord. 2002; 17: 60-7.
60) Devos D, Dujardin K, Poirot I, et al. Comparison of desipramine and citalopram treatments for depression in Parkinson's disease: a double-blind, randomized, placebo-controlled study. Mov Disord. 2008; 23: 850-7.
61) Liu J, Dong J, Wang L, et al. Comparative efficacy and acceptability of antidepressants in Parkinson's disease: a network meta-analysis. PLoS One. 2013; 8: e76651.
62) Barone P, Poewe W, Albrecht S, et al. Pramipexole for the treatment of depressive symptoms in patients with Parkinson's disease: a randomised, double-blind, placebo-controlled trial. Lancet Neurol. 2010;

9: 573-80.
63) Friedman JH, Brown RG, Comella C, et al. Fatigue in Parkinson's disease: a review. Mov Disord. 2007; 22: 297-308.
64) Weintraub D, Koester J, Potenza MN, et al. Impulse control disorders in Parkinson disease: a cross-sectional study of 3090 patients. Arch Neurol. 2010; 67: 589-95.
65) Voon V, Mehta AR, Hallett M. Impulse control disorders in Parkinson's disease: recent advances. Curr Opin Neurol. 2011; 24: 324-30.
66) Lawrence AD, Evans AH, Lees AJ. Compulsive use of dopamine replacement therapy in Parkinson's disease: reward systems gone awry? Lancet Neurol. 2003; 2: 595-604.
67) O'Sullivan SS, Evans AH, Lees AJ. Dopamine dysregulation syndrome: an overview of its epidemiology, mechanisms and management. CNS Drugs. 2009; 23: 157-70.
68) Kurlan R. Disabling repetitive behaviors in Parkinson's disease. Mov Disord. 2004; 19: 433-7.
69) Miyasaki JM, Hassan KA, Lang AE, et al. Punding prevalence in Parkinson's disease. Mov Disord. 2007; 22: 1179-81.
70) Matsui H, Nishinaka K, Oda M, et al. Hypoperfusion of the visual pathway in parkinsonian patients with visual hallucinations. Mov Disord. 2006; 21: 2140-4.
71) Whitehouse PJ, Hedreen JC, White CL 3rd, et al. Basal forebrain neurons in the dementia of Parkinson disease. Ann Neurol. 1983; 13: 243-8.
72) Giladi N, Treves TA, Paleacu D, et al. Risk factors for dementia, depression and psychosis in long-standing Parkinson's disease. J Neural Transm. 2000: 107: 59-71.
73) Ondo WG, Tintner R, Voung KD, et al. Double-blind, placebo-controlled, unforced titration parallel trial of quetiapine for dopaminergic-induced hallucinations in Parkinson's disease. Mov Disord. 2005; 20: 958-63.
74) Fabbrini G, Barbanti P, Aurilia C, et al. Donepezil in the treatment of hallucinations and delusions in Parkinson's disease. Neurol Sci. 2002; 23: 41-3.
75) Kurita A, Ochiai Y, Kono Y, et al. The beneficial effect of donepezil on visual hallucinations in three patients with Parkinson's disease. J Geriatr Psychiatry Neurol. 2003; 16: 184-8.
76) Friedman JH. Parkinson's disease psychosis 2010: a review article. Parkinsonism Relat Disord. 2010; 16: 553-60.
77) Russell A, Drozdova A, Wang W, et al. The impact of dementia development concurrent with Parkinson's disease: a new perspective. CNS

Neurol Disord Drug Targets. 2014; 13: 1160-8.
78) Cereda E, Cilia R, Klersy C, et al. Dementia in Parkinson's disease: Is male gender a risk factor? Parkinsonism Relat Disord. 2016; 26: 67-72.
79) Vasconcellos LF, Pereira JS. Parkinson's disease dementia: Diagnostic criteria and risk factor review. J Clin Exp Neuropsychol. 2015; 37: 988-93.
80) McKeith IG, Dickson DW, Lowe J, et al. Diagnosis and management of dementia with Lewy bodies: third report of the DLB Consortium. Neurology. 2005; 65: 1863-72.
81) Kosaka K, Oyanagi S, Matsushita M, et al. Presenile dementia with Alzheimer-, Pick- and Lewy-body changes. Acta Neuropathol (Berl). 1976; 36: 221-33.
82) Ballard CG, Aarsland D, McKeith I, et al. Fluctuations in attention: PD dementia vs DLB with parkinsonism. Neurology. 2002; 59: 1714-20.
83) Mori E, Ikeda M, Kosaka K; Donepezil-DLB Study Investigators. Donepezil for dementia with Lewy bodies: a randomized, placebo-controlled trial. Ann Neurol. 2012; 72: 41-52.
84) Emre M, Aarsland D, Albanese A, et al. Rivastigmine for dementia associated with Parkinson's disease. N Engl J Med. 2004; 351: 2509-18.
85) Small DM, Jones-Gotman M, Dagher A. Feeding-induced dopamine release in dorsal striatum correlates with meal pleasantness ratings in healthy human volunteers. Neuroimage. 2003; 19: 1709-15.
86) Salimpoor VN, Benovoy M, Larcher K, et al. Anatomically distinct dopamine release during anticipation and experience of peak emotion to music. Nat Neurosci. 2011; 14: 257-62.

3

パーキンソン病治療薬の現状

L-ドーパ……………………… 108
抗コリン薬 …………………… 117
モノアミン酸化酵素B阻害薬… 135
ドパミンアゴニスト ………… 152
アマンタジン塩酸塩 ………… 176
カテコール-O-メチル転移酵素
阻害薬………………………… 188
ゾニサミド …………………… 197
イストラデフィリン ………… 200
サフィナミド ………………… 203
まとめ ………………………… 205

Chapter 3

パーキンソン病治療薬の現状

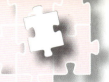

　第3章を書きたかったのは，自分でもう一度パーキンソン病治療薬の現状を知りたかったからである．長年パーキンソン病の治療に専念してきてL-ドーパ製剤が最もよく効くことは体験しきているし，治療が長くなると，L-ドーパの効果持続時間が2〜3時間に収束してくることも認識している．L-ドーパは体内にもわずかに存在するアミノ酸の一種であるので，副作用はきわめて軽微である．ウェアリングオフやジスキネジアは副作用というより，薬理作用である．

　次に抗コリン薬であるが，この頃は抗コリン薬の認知機能への影響を恐れてこれを使用しない若い医師が増えているが，ドパミン不足により線条体アセチルコリン系の活動が高まるという報告は数多くある．これを朝1錠のトリヘキシフェニジルにより元に戻すことは，特にウェアリングオフが出てきた患者さんにとっては大切な治療法と考える．ドパミンの消長により線条体アセチルコリン系ニューロンの消長が症状の善し悪しに関与している可能性は十分考えられる．

L-ドーパ

　L-ドーパはパーキンソン病に対して，最も効果のある薬物であり，副作用も少ない．パーキンソン病になったら大部分の症例はL-ドーパを飲まないわけにはいかず，少々の副作用があっても，それに対処する方法を見出して服用を継続するしかない．L-ドーパは食前に飲んでも，薬だけ飲んでも大抵は大丈夫である．わずかに，食欲低下，吐き気があるがこれらはドンペリドン（10 mg）を毎食前に飲むことで十分対処できる．あとは幻覚，ウェアリングオフ，ジスキネジア，薬物濫用，プンディング（punding），精神症があるが，これらは副

作用というよりも，進行した脳病変に対するL-ドーパの薬理作用的な面が強い．

A. ウェアリングオフ・ジスキネジア

　L-ドーパの使用でしばしば遭遇するのは，ウェアリングオフとジスキネジアである．ジスキネジアはL-ドーパ使用後5年の患者さんで約40％にみられ，10年経過すると約90％の患者さんにみられると報告されている[1,2]．近年ではL-ドーパの使用量が若干減る傾向があり，ジスキネジア発症の％はこれよりはやや低いと思われるが，なお多くの患者さんがジスキネジアで悩むか，L-ドーパの使用量が低すぎてウェアリングオフに悩んでいる．我々の最近のデータではウェアリングオフは全体で53.6％，ジスキネジアは21.7％と低く，21年以上経過観察している症例でも，ウェアリングオフは76.3％，ジスキネジアは55.3％であった．

　L-ドーパはいまだにパーキンソン病で最も効果のある薬物であるが，欠点は血中濃度減衰が速いことである．血中濃度の半減期は2時間程度である[3]．最初の間はそれでも3時間に以上に効いているのは，主にドパミンの再利用機構がまだ残っているからである．ドパミンニューロンの変性がだんだん進むにつれ，再利用機構のあるドパミンニューロンは低下し，脳線条体のドパミン濃度は血中L-ドーパ濃度と同じように動くようになる．

　ドパミンニューロンがほぼ消失すると，どこでL-ドーパからドパミンに変わるかという問題になる．こうなると線条体にあるセロトニンニューロンとグリア細胞がその肩代わりをするのではないかと考える．これらにはアロマティックアミノ酸脱炭酸酵素がある．しかし，セロトニンニューロンやグリア細胞にはドパミン再取り込み機構がない．したがってセロトニンニューロンからのドパミン放出はシナプスで放出されると，ドパミン受容体に結合した後は，モノアミン酸化酵素，カテコール-O-メチル転移酵素により代謝されるしかないのではないかと思われる．したがって出す一方のセロトニンニューロンから放出されたドパミンは早く切れ，放出されたドパミンが多すぎるとジスキネジアになるのではないかと考えられる．セロトニンニューロンもだんだん変性に陥り，L-ドーパからドパミンへの変換の効率が落ちることになると考えられる．非常に進行した症例ではジスキネジアが軽度となり，消失する症例もあるのはこのためと考えられる．

　ジスキネジアの成因はまだよくわからない点があるが，最近はセロトニン

ニューロンの異常を示す文献が多い．例えばジスキネジアのある実験動物あるいはジスキネジアのあるパーキンソン病症例で，セロトニン1A/1Bのアゴニスト，eltoprazineを使用するとジスキネジアが軽減することが報告されている[4,5]．Iderbergらも動物実験でジスキネジアに対して，セロトニン1Aリセプターのアゴニスト NLX-112 の有効性を報告している[6]．

B. 幻覚

　Poeweらは，平均396 mgから454 mgのL-ドーパで6年間治療したパーキンソン病症例の幻覚出現率は17%であったと報告している[7]．Sanchez-Ramosらは，214例中55例に幻視をみたというが，これは他の薬物も加わっている[8]．Holroydらも89例中26.5%に幻覚がみられたと報告しているが，これも他の薬物も使用されている[9]．また幻覚を毎日起こす症例にL-ドーパを点滴してL-ドーパの濃度を高めても幻覚を誘発しないという報告もあり[10]，L-ドーパによる幻覚はそれほど高いものではないと考えられる．実際の治療ではドパミンアゴニスト，MAOB阻害薬などいろいろ使っており，そのいずれもが幻覚を起こす可能性があるのでどれによるかを決めがたい．L-ドーパによる幻覚はそれほど高いものではないと考えられるが，Kleinらは29例の幻覚のある症例と58例の幻覚のない症例を比較し，発症年齢，治療期間，Webster's rating scale，抗パーキンソン病薬，CT所見に差はなかったが，27カ月の観察期間中，ウェアリングオフ，すくみ足は高く，Minimental Score は低くなったと述べている[11]．認知症を合併すると幻覚の頻度は高くなるが，これは脳が幻覚を起こしやすい状態になっているのが一因と考えられる[12]．幻覚はいろいろの障害で出ると思うが，1つは Meynert 基底核の変性で[13]後頭葉の血流低下が関係している可能性がある[14]．また外科手術の後は一過性に幻覚が出たり，錯乱状態になることがあると報告されている[15]．なお，幻覚の治療法については第2章95頁を参照．

C. 薬物濫用とpunding

　L-ドーパを使用していると症状を改善する以上にL-ドーパを飲んでしまうことがある．L-ドーパからの快感を得るためである[16]．またL-ドーパを使用していると，目的のない同じような動作をずーっと続けることがある．例えば机の中のものを全部出して，また綺麗にしまい，まだ出してしまうといったような．これがアンフェタミン中毒症例にみられる punding という動作であるが，

これがパーキンソン病でもみられることがある．比較的高用量の L-ドーパ（毎日 800 mg 以上）を服用していた症例の 17% にみられたという報告がある[17]が，Miyasaki ら[18]の報告では 1.4% と低い．punding に対しては，L-ドーパを下げるのが原則であるが，下げるとパーキンソン症状が悪くなる場合，塩酸アマタジンの追加でよくなるとの報告がある[19]．またバルプロ酸の投与で良くなるという報告もある[20]．

D. 精神症　Psychosis

L-ドーパを服用していると，精神的な訴えに遭遇することがある．Friedman & Sienkiewicz は，198 例のパーキンソン病症例中 44 例（22.2%）にみられたと報告している[21]．内容は内省が保たれていて混迷や幻覚がみられる場合と，内省が失われていてせん妄，混迷が続く場合とがある．Aarsland らは，ノルウェーのある地域での精神症の頻度を調べ，245 例のパーキンソン病症例を見出し，そのうちの 235 例に調査を行った．それによると内省の保たれた幻覚のみの症例は 9.8% であったのに対し，6.8% の症例はもっと重症の幻覚ないしせん妄を呈した．後者は年齢，重症度，鬱状態の程度，認知症と相関したという[22]．

Psychosis の治療には，L-ドーパが減量できれば行うことと，クエチアピンが使用されていると思う[23,24]．アメリカではクロザピンも使用されているようである[25]．

Zoldan らは，精神症の原因の 1 つとしてセロトニンニューロン受容体の過刺激があるという考えにたち，16 例の精神症を合併したパーキンソン病症例に，セロトニン受容体の遮断薬の 1 つである ondansetoron を使用して，幻覚，誇大妄想，錯乱などに改善がみられたと報告している[26]．

E. 長時間作用型 L-ドーパの開発

L-ドーパは，生体にもわずかには存在するアミノ酸の一種であるため，副作用はあまりない（脱炭酸酵素阻害薬を合わせて服用した場合）．問題は血中濃度の持続が短いことで，この部分を改善しようとの試みがある．LeWitt らは，L-ドーパ/カルビドーパの prodrug，XP21279 を二重盲検で試したが，ウェアリングオフの優位な短縮は得られなかった[27]．Stocchi らは，IPX066 の効果を進行期パーキンソン病症例について検討した．1 群は L-ドーパ＋エンタカポンからプラセボへ，1 群は IPX066 からプラセボへ二重盲検でクロスオーバーで，

6週間の経過をみた．主要評価項目は覚醒時のオフ時間である．維持量はIPX066の場合1495 mg，L-ドーパの場合は600 mgであった．維持量はIPX066のほうが約22%高かったので，それを差し引いて比較すると，オフ時間は，IPX066で24%，L-ドーパで32.5%とIPX066のほうが低かった（P＜0.0001)[28]．しかし，この薬物はまだ市販されていない．Verhagen Metmanら[29]は，胃内で膨潤してL-ドーパ/カルビドーパの放出を遅くし，長時間にわたり小腸上部のドーパトランスポーターからのL-ドーパ/カルビドーパの吸収を可能にしたDM-1991を用いて従来のL-ドーパ/カルビドーパ製剤との比較を行った．DM-1991は1日2回の投与でよいが，オフに陥った場合は従来の即効性のL-ドーパ製剤を服用する必要がある．彼らは34例のジスキネジアのある症例（1日2.5時間以上）について，ランダム化クロスオーバー，オープン試験を行った．ベースライン3日と10日ずつの調査である．従来のL-ドーパ/カルビドーパ速効錠の維持量に平均は1日968 mgで平均4.8回に分服して投与した．DM-1991は1日2回の投与である．オフに陥った際の速効錠による救済は，DM-1991を服用していたときは1.3回，速効錠を服用していたときは0.2回であった．結果は次のとおりであった．オフ時間は，速効錠を服用していたときは5.53±2.07時間，DM-1991を服用していたときは4.53±3.10時間で，P＝0.0498でDM-1991のほうが短かった．オン時間には有意差はなく，troublesome dyskinesiaのあった時間も0.6時間程度で有意差はなかった．L-ドーパの服用量は速効錠では1日758.7±195.2 mgで，服用回数は4.7±1.1回，DM-1991では1.060±292 mgで服用回数は2回であった．L-ドーパの血中濃度は両者の間で著変はなかった[28]．DM-1991はオフ時間は確かに短縮するが，P値はやっと5%を切る程度であり，服用量が多くなり，もっと多数例で試験を行う必要を感じる．

F. 空腸内L-ドーパ注入

　空腸内L-ドーパ注入はゲル状に工夫されたL-ドーパを持続的に空腸内に注入する方法である．本法は胃瘻をまずおき，胃瘻から入れるカニューレの先端を空腸上部におき，朝から睡眠時までに持続的に注入する方法である．L-ドーパの血中濃度が一定になり，その結果ウェアリングオフが軽減する．使用するL-ドーパは経口的に服用するよりかなり高用量になるが，これがなぜウェアリングオフの軽減につながるかは不明である．

Honigらは，非運動症状に対する空腸内L-ドーパ注入の作用を22例のウェアリングオフのある進行期パーキンソン病症例で観察した．評価項目はパーキンソン病非運動症状評価項目（NMSS），UPDRSⅢとⅣ，PDQ-8である．NMSSはUPDRSと並行して有意な改善が得られ，改善は心血管症状，睡眠/疲労，注意/記憶，胃腸症状，排尿症状，その他（痛み）でみられた．ウェアリングオフ，PDQ-8にも改善がみられた[30]．Puenteらは，9例のウェアリングオフの強い進行期パーキンソン病症例について18カ月の調査を行った．オン時間は6.1 ± 1.9から12.0 ± 3.4時間に増加（$P<0.05$），QOLも改善[31]．Pålhagenらは，27例のウェアリングオフの強い進行期パーキンソン病症例について12カ月の調査を行った．開始時のUPDRSは52.1 ± 16.1であったのが，12カ月後には42.5 ± 22.6，$n=25$（$P=0.017$）に減少した．PDQ-39によるQOLは33.6 ± 10.8から12カ月後には28.8 ± 12.8に減少したが有意には至らなかった（$P=0.126$）[32]．

　Olanowらは，空腸内L-ドーパ注入の作用をプラセボと比較した．プラセボ群は通常のL-ドーパ製剤を服用，プラセボの空腸内注入を受け，判定者はブラインドで判定した．主要評価項目はオフ時間の変化である．空腸内L-ドーパ/カルビドーパを受けた群35例ではオフ時間が，平均で4.04時間短縮，プラセボ群31例の2.14時間を上回った（$P=0.0015$）．手に負えない（troublesome）ジスキネジアのない時間は4.11時間延長，プラセボの2.24時間を上回った（$P=0.0059$）．重篤な副作用（主に胃瘻に伴う）はそれぞれ14％，21％であった[33]．Martinez-Martinらは，L-ドーパで著明なウェアリングオフのある進行期の症例に対し，空腸内L-ドーパ注入（44例，中間Hoehn & Yahr stage 4度）とアポモルヒネの皮下持続点滴（43例，中間Hoehn & Yahr stage 3度）の効果を6カ月オープン試験で比較した．両者とも運動症状の改善に著明な効果を示すが，結論には二重盲検試験が必要と結論している[34]．Slevinらは，二重盲検後の62例の空腸内L-ドーパ注入の52週の長期の効果と副作用を報告している．オフ時間は平均2.34時間減り（$P<0.001$）面倒なジスキネジアを伴わないオン時間は平均2.19時間増えた（$P=0.005$）．副作用のため治療を中止したのは3例であった．大部分の症例が1カ所あるいはそれ以上の副作用を訴えた[35]．

　空腸内L-ドーパ注入療法は，高度のウェアリングオフ，ジスキネジアを主訴

とする症例には良い治療法と思われるが，最大の欠点は胃瘻をおかないといけないことである．入浴などには差し支えがないといわれるが，胃瘻をつけて生活をすることにはかなりの症例が抵抗を示すと思う．それに薬剤の量の調整が簡単ではなく，認知症のある人には使いにくいことも指摘されている．

■文献

1) Ahlskog JE, Muenter MD. Frequency of levodopa-related dyskinesias and motor fluctuations as estimated from the cumulative literature. Mov Disord. 2001; 16: 448-58.
2) Fabbrini G, Brotchie JM, Grandas F, et al. Levodopa-induced dyskinesias. Mov Disord. 2007; 22: 1379-89.
3) Pahwa R, Marjama J, McGuire D, et al. Pharmacokinetic comparison of Sinemet and Atamet (generic carbidopa/levodopa): a single-dose study. Mov Disord. 1996; 11: 427-30.
4) Bezard E, Tronci E, Pioli EY, et al. Study of the antidyskinetic effect of eltoprazine in animal models of levodopa-induced dyskinesia. Mov Disord. 2013; 28: 1088-96.
5) Ghiglieri V, Mineo D, Vannelli A, et al. Modulation of serotonergic transmission by eltoprazine in L-DOPA-induced dyskinesia: Behavioral, molecular, and synaptic mechanisms. Neurobiol Dis. 2016; 86: 140-53.
6) Iderberg H, McCreary AC, Varney MA, et al. NLX-112, a novel 5-HT1A receptor agonist for the treatment of L-DOPA-induced dyskinesia: Behavioral and neurochemical profile in rat. Exp Neurol. 2015; 271: 335-50.
7) Poewe WH, Lees AJ, Stern GM. Low-dose L-dopa therapy in Parkinson's disease: a 6-year follow-up study. Neurology. 1986; 36: 1528-30.
8) Sanchez-Ramos JR, Ortoll R, Paulson GW. Visual hallucinations associated with Parkinson disease. Arch Neurol. 1996; 53: 1265-8.
9) Holroyd S, Currie L, Wooten GF. Prospective study of hallucinations and delusions in Parkinson's disease. J Neurol Neurosurg Psychiatry. 2001; 70: 734-8.
10) Goetz CG, Pappert EJ, Blasucci LM, et al. Intravenous levodopa in hallucinating Parkinson's disease patients: high-dose challenge does not precipitate hallucinations. Neurology. 1998; 50: 515-7.
11) Klein C, Kömpf D, Pulkowski U, et al. A study of visual hallucinations in patients with Parkinson's disease. J Neurol. 1997; 244: 371-7.
12) Giladi N, Treves TA, Paleacu D, et al. Risk factors for dementia, depres-

sion and psychosis in long-standing Parkinson's disease. J Neural Transm. 2000; 107: 59-71.
13) Whitehouse PJ, Hedreen JC, White CL 3rd, et al. Basal forebrain neurons in the dementia of Parkinson disease. Ann Neurol. 1983; 13: 243-8.
14) Matsui H, Nishinaka K, Oda M, et al. Hypoperfusion of the visual pathway in parkinsonian patients with visual hallucinations. Mov Disord. 2006; 21: 2140-4.
15) Golden WE, Lavender RC, Metzer WS. Acute postoperative confusion and hallucinations in Parkinson disease. Ann Intern Med. 1989; 111: 218-22.
16) Spigset O, von Schéele C. Levodopa dependence and abuse in Parkinson's disease. Pharmacotherapy. 1997; 17: 1027-30.
17) Evans AH, Katzenschlager R, Paviour D, et al. Punding in Parkinson's disease: its relation to the dopamine dysregulation syndrome. Mov Disord. 2004; 19: 397-405.
18) Miyasaki JM, Al Hassan K, Lang AE, et al. Punding prevalence in Parkinson's disease. Mov Disord. 2007; 22: 1179-81.
19) Kashihara K, Imamura T. Amantadine may reverse punding in Parkinson's disease—observation in a patient. Mov Disord. 2008; 23: 129-30.
20) Sriram A, Ward HE, Hassan A, et al. Valproate as a treatment for dopamine dysregulation syndrome (DDS) in Parkinson's disease. J Neurol. 2013; 260: 521-7.
21) Friedman A, Sienkiewicz J. Psychotic complications of long-term levodopa treatment of Parkinson's disease. Acta Neurol Scand. 1991; 84: 111-3.
22) Aarsland D, Larsen JP, Cummins JL, et al. Prevalence and clinical correlates of psychotic symptoms in Parkinson disease: a community-based study. Arch Neurol. 1999; 56: 595-601.
23) Fernandez HH, Friedman JH, Jacques C, et al. Quetiapine for the treatment of drug-induced psychosis in Parkinson's disease. Mov Disord. 1999; 14: 484-7.
24) Juncos JL, Roberts VJ, Evatt ML, et al. Quetiapine improves psychotic symptoms and cognition in Parkinson's disease. Mov Disord. 2004; 19: 29-35.
25) Trosch RM, Friedman JH, Lannon MC. Clozapine use in Parkinson's disease: a retrospective analysis of a large multicentered clinical experience. Mov Disord. 1998; 13: 377-82.
26) Zoldan J, Friedberg G, Livneh M, et al. Psychosis in advanced Parkinson's

disease: treatment with ondansetron, a 5-HT3 receptor antagonist. Neurology. 1995; 45: 1305-8.
27) LeWitt PA, Huff FJ, Hauser RA, et al. Double-blind study of the actively transported levodopa prodrug XP21279 in Parkinson's disease. Mov Disord. 2014; 29: 75-82.
28) Stocchi F, Hsu A, Khanna S, et al. Comparison of IPX066 with carbidopa-levodopa plus entacapone in advanced PD patients. Parkinsonism Relat Disord. 2014; 20: 1335-40.
29) Verhagen Metman L, Stover N, Chen C, et al. Gastroretentive carbidopa/levodopa, DM-1992, for the treatment of advanced Parkinson's disease. Mov Disord. 2015; 30: 1222-8.
30) Honig H, Antonini A, Martinez-Martin P, et al. Intrajejunal levodopa infusion in Parkinson's disease: a pilot multicenter study of effects on non-motor symptoms and quality of life. Mov Disord. 2009; 24: 1468-74.
31) Puente V, De Fabregues O, Oliveras C, et al. Eighteen month study of continuous intraduodenal levodopa infusion in patients with advanced Parkinson's disease: impact on control of fluctuations and quality of life. Parkinsonism Relat Disord. 2010; 16: 218-21.
32) Pålhagen SE, Dizdar N, Hauge T, et al. Interim analysis of long-term intraduodenal levodopa infusion in advanced Parkinson disease. Acta Neurol Scand. 2012; 126: e29-33.
33) Olanow CW, Kieburtz K, Odin P, et al. Continuous intrajejunal infusion of levodopa-carbidopa intestinal gel for patients with advanced Parkinson's disease: a randomised, controlled, double-blind, double-dummy study. Lancet Neurol. 2014; 13: 141-9.
34) Martinez-Martin P, Reddy P, Katzenschlager R, et al. EuroInf: a multicenter comparative observational study of apomorphine and levodopa infusion in Parkinson's disease. Mov Disord. 2015; 30: 510-6.
35) Slevin JT, Fernandez HH, Zadikoff C, et al. Long-term safety and maintenance of efficacy of levodopa-carbidopa intestinal gel: an open-label extension of the double-blind pivotal study in advanced Parkinson's disease patients. J Parkinsons Dis. 2015; 5: 165-74.

抗コリン薬

A. 抗コリン薬の役割

　Trihexyphenidyl（THP，アーテン®）を中心とする抗コリン薬は現在パーキンソン病の治療にほとんど使われなくなっている．特に若い医者を中心にその傾向が強い．それは認知症症状が出ることがあるということに起因している．それは Meynert 核から広く大脳皮質全域に投射するアセチルコリン系のニューロンが障害されることがあるからである[1]．しかし，線条体もアセチルコリンのきわめて高い核である．この両者のバランスを考えて治療を進めないといけない．抗コリン薬は振戦に比較的効き，動作緩慢，歩行障害，固縮にも効く．表 3-1 は平山ら[2]による L-ドーパと THP の比較試験の結果であるが，L-ドーパに劣ることはあるもののかなりの効果が示されている．また一度抗コリン薬を追加するとそれを中止するのがなかなか大変であることはパーキンソン病をたくさんみている医師の間ではよく知られていることである．以下少量の抗コリン薬を既存の治療に加える理由を述べてみる．これは初期の患者さんに加えるべき薬剤ではなく，L-ドーパを十分使用しても，振戦，動作緩慢，歩行障害などが強い患者に，朝 1 回のみ加える治療である．THP の血中濃度の半減期は感度の良い radio-immuno assay で測定すると 33 時間と報告されている[3,4]．臨床でも THP 朝 1 錠の投与で十分である．

表 3-1 平山らによる L-Dopa と Trihexyphenidyl の cross over 二重盲検法によるパーキンソン病への比較（平山恵造, 他. 神経進歩. 1971; 15: 205-23[2] より）

	L-Dopa		THP	
用量	4 g 以下		10 mg 以下	
例数	61		61	
期間	8 週		8 週	
	軽度改善以上	中等度改善以上	軽度改善以上	中等度改善以上
全般改善度	83.6%	57.5%*	78.7%	37.7%
動作緩慢	75.0%	45.0%	71.7%	30.0%
振戦	69.8%**	28.3%	45.3%	18.9%

*P<0.05, **P<0.025.

B. 線条体アセチルコリン性ニューロン

　線条体はアセチルコリン濃度が最も高い部位の1つである．しかし，アセチルコリン性ニューロンの数は，線条体全ニューロンの約2%[5,6]，ヒトでも1〜2%にすぎない．線条体神経細胞の大部分はmedium spiny neuronである．これより大きいニューロンがアセチルコリン性と考えられている．アセチルコリン性ニューロンの終末は，線条体から淡蒼球内節に投射する直接路のGABAニューロンとの結合が主であるが，淡蒼球外節に投射する間接路とも結合している．パーキンソン病で障害される黒質からのドパミン性ニューロンは直接路には興奮，間接路には抑制的に結合している[7]．ここでドパミンが欠乏するパーキンソン病で，アセチルコリン系がどうなっているかが問題となる．

C. ドパミンニューロン障害時の線条体アセチルコリンニューロン

　線条体神経伝達物質の放出に関し，ドパミンニューロンとアセチルコリンニューロンは逆の関係になっている．例えば線条体直接路をとってみると，ドパミンは直接路のGABAニューロンに対して興奮性に結合しており，淡蒼球内節でのGABAの放出が盛んになる．すると淡蒼球内節から視床に向かうGABA性ニューロンは抑制されて，視床から大脳前頭葉に向かうニューロンは興奮しやすくなる．一方アセチルコリンニューロンはドパミンに抑制され，直接路GABAニューロンへの抑制性入力が減少する．したがってドパミンに刺激された直接路ニューロンは興奮しやすくなる．

　一方ドパミンの入力が減少するとアセチルコリンニューロンはドパミンの抑制が減少する結果，活動を増し，これが直接路ニューロンを抑制する．すると淡蒼球内節でのGABAの放出が減って，淡蒼球内節のGABAニューロンは活動しやすくなり，これが視床を抑制して，前頭葉への刺激が通りにくくなる．つまりパーキンソン病ではドパミンが減る結果アセチルコリンニューロンの活動が高まり，動作緩慢，歩行障害などを強める．ことにウェアリングオフのオフの状態になると，ドパミンが切れて，アセチルコリンの活動が亢進すると考えられる．間接路ニューロンにもアセチルコリンニューロンは結合していると思われるが，詳細はまだ不明である．このドパミンとアセチルコリンのアンバランス説は古くからパーキンソン病の症状の発症機序について考えられてきたことであるが，これがニューロンレベルでもそうなっている報告がたくさんある．

　例えば，Spehlmann & Stahlは最も早くからパーキンソン病ではドパミンと

アセチルコリンのアンバランスがあることを述べているが，さらにドパミン性ニューロンの脱落により，アセチルコリンニューロンがsproutingを起こして，線条体投射ニューロンに結合することも一因ではないかと述べている[8]．Tang & Cotzias は脳におけるドパミンにより活性化される（dopamine-activated）adenylate cyclase の活性がドパミンで刺激，アセチルコリンで抑制されることを示し，ドパミンとアセチルコリンの関係が逆であることを示した[9]．さらにヒトパーキンソン病脳では，Rodriguez-Puertas らにより，ドパミン低下によりアセチルコリンの被殻アセチルコリン作動性ニューロンへの取り込みが対照脳に比べて 1.45 倍に増えていることがオートラジオグラフィーにより証明された．一方海馬では低下することが示された．彼らはヘミコリニウム-3 を，この取り込み部位のリガンドとして用いたが，これはアセチルコリン合成のrate-limiting step と考えられており，その上昇はアセチルコリンの増加を示唆する[10]．線条体のムスカリン作動性受容体は正常にとどまったが，海馬の受容体は低下していた．

さらに，線条体でのムスカリニック受容体の変化については，Piggott らは，DLB では低下と報告[11]．受容体が低下するのは，アセチルコリンの分泌が増加しているためではないかと思われるが，これはわからない．また，ドパミン受容体（D2）が低くなるとムスカリニック受容体も低下すると述べている．ドパミン受容体はパーキンソン病では減らず，むしろ上昇傾向を示すので，D2 とムスカリニック受容体の変化が，並行するというのはよくわからない．ニコチニック受容体の変化については，Bohr らが，錐体外路症状のあるなしにかかわらず，DLB で低下しており，ドパミントランスポーターの低下と並行していた[12]．受容体の低下は，アセチルコリンが上昇した結果ではないかと思われるが，アセチルコリンは測定していない．線条体の GABA 投射ニューロンに対するムスカリニック受容体刺激の効果については，ラットでは興奮であるとの報告があるが[13]，これは直接経路の GABA ニューロンであるのか，間接経路の GABA ニューロンであるのか同定がされていない．

線条体ドパミンとアセチルコリンの関係について，Ding らは，はっきりとドパミンが低下するとアセチルコリンの放出が増加し，運動障害を悪化させると述べている[14]．このとき彼らは，ムスカリニック受容体の M1 は変わらず，M4 が低下するとの実験データを出している．次いで Pisani らの総説でも，線条

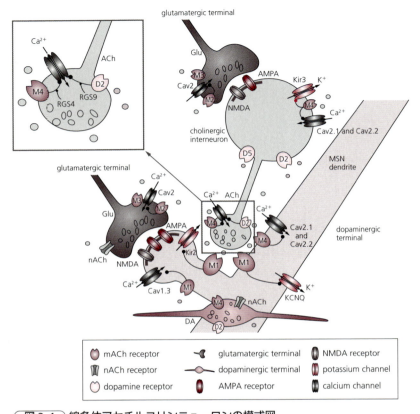

図 3-1 線条体アセチルコリンニューロンの模式図
(Pisani A, et al. Trends Neurosci. 2007; 30: 545-53[15]より)

体コリン作動性のニューロンのパーキンソン病運動障害の出現における重要性が指摘され，ドパミンの低下により線条体アセチルコリンが増加し，運動障害を助長することが述べられている．さらにこの増加はアセチルコリンの細胞体上に存在する D2 受容体を介する可能性が指摘されている[15]．さらに線条体アセチルコリンニューロンについて図 3-1 のような模式図を発表している．さらに Ding らは，動物実験ではあるが，ドパミン欠乏によりドパミンに対する感受性の上昇した動物に繰り返し L-ドーパを投与するとジスキネジアを生じ，これがコリン作動性ニューロンの活動増加によることと，アセチルコリンの阻害薬でジスキネジアが軽減することを報告している[16]．

Nakagawaらは，ラットの右medial forebrain bundleに6-ハイドロキシドパミンを打って，動物がY-メイズで右に曲がるようにしておき，このような動物にアセチルコリンの阻害剤であるTHPを投与すると，右への傾きが少なくなることを示した[17]．さらにGuzmanらは，線条体におけるアセチルコリンとドパミンは運動障害の発現に逆の作用を有していると発表している．つまりアセチルコリンの増加は，ドパミン減少に基づく運動障害を助長すると述べている[18]．

　このような状況で，線条体のアセチルコリン受容体をブロックすれば，パーキンソン病の運動症状はある程度良くなるはずであり，THPなどの非特異的なムスカリニックアセチルコリン受容体の拮抗薬はパーキンソン病の振戦，固縮，動作緩慢，歩行障害などに効果はあると考えられる．しかし，最近あまり使われなくなっている理由は，脳のあらゆる場所のムスカリニック受容体をブロックしてしまうことからくる副作用の問題である．これはアセチルコリン受容体拮抗薬の副作用に詳しく述べてあるが，主には大脳皮質，および海馬のアセチルコリン受容体ブロックによる，記憶障害，幻視，認知症様症状の出現の可能性である．このような状況に鑑み，Xiangらは，M1受容体特異的に遮断する薬物の探索にかかったが，まだ非特異的なアセチルコリン受容体遮断薬（THPなど）を超える抗パーキンソン病効果を示す薬物にはあたっていない[19]．

　CachopeとCheerは，線条体コリン作動性ニューロンの総説で，ムスカリニックアセチルコリン受容体ブロッカーのスコポラミンを使用すると，単発電気刺激ではドパミンの放出は減少するが，連続刺激では増加すると述べている[20]．同じくLimらは，アセチルコリンとドパミンの働きは線条体で逆の関係と考えられていることを述べ，動物で6-ハイドロキシドパミンを一側線条体に投与してドパミンを減少させると，アセチルコリンが増加することを紹介し，ムスカリニック受容体の使用でL-ドーパによるジスキネジアが減少することもあることを紹介している[21]．ただし，これには増加するという報告もある．

　最近Movement Disordersに掲載されたDeffains and Bergmanの総説でも，線条体コリン作動性ニューロンが，中脳黒質ドパミンニューロンの影響を受け，線条体コリン作動性ニューロンと大脳皮質線条体路シナプスの可塑性の重要性を述べ，線条体コリン作動性ニューロンの線条体投射ニューロンに対する影響を正常化することが錐体外路性疾患の治療に重要であろうと述べている[22]．

以上文献を通覧すると，黒質ドパミンニューロンの低下するパーキンソン病では，ドパミン不足により線条体アセチルコリンの活動が上昇する．ムスカリニック受容体の GABA ニューロンに対する作用は抑制が主であるから，直接路ならば，淡蒼球内節の GABA の放出が低下する．すると淡蒼球内節 GABA ニューロンの視床への抑制は強くなる．この機序が，パーキンソン病における動作緩慢その他の症状に関係しているのではないかと考えられる．特にウェアリングオフが出てからは，オフ時の動作緩慢が強くなるのではないかと推定される．ここにトリヘキシフェニジルその他の抗コリン薬を使用する根拠があると考えらる．問題は，その量である．その前に Meynert 基底核および大脳皮質のコリン作動性ニューロンのことをみてみよう．

D. Meynert 核と大脳皮質のアセチルコリンニューロン

　パーキンソン病にしばしば伴う認知症は，最初はアルツハイマー病の合併ではないかと考えられていたが，認知症症状の程度とアルツハイマー病変の程度が相関しないことがわかり，認知症を伴うパーキンソン病では大脳皮質全域でアセチルコリン合成酵素の低下があることがわかり[23]，その起源は Meynert 基底核にあることが判明して，本核の変性が認知症の原因の 1 つではないかと目されるに至っている，

　Meynert 核は淡蒼球の腹側にある小さな核である．本核はアセチルコリンを伝達物質とし，広く大脳全体に投射しているニューロンである．大部分の大脳に投射するニューロンが視床を通るのに対し，Meynert 核からは視床を通らずに大脳皮質に投射するニューロンとしてユニークなものである．パーキンソン病で本核に変性がみられることを始めて報告したのは Mann & Yates である．彼らは 8 例中 3 例に Meynert 核の変性が強く，認知症を伴い，老人斑はこの年齢でみられる程度であったと報告している[24]．同じ年に Whitehouse ら，Candy ら，さらに 2 年後には Perry らも認知症を伴うパーキンソン病の症例で，Meynert 核の変性が著しいことを報告している[1,23,25]．特に後者は大脳皮質のアセチルコリン合成酵素を測定して，認知症を伴うパーキンソン病では，前頭葉，側頭葉，内嗅覚野，頭頂葉，後頭葉いずれでも対照患者に比して低下しており，それが Meynert 基底核の神経細胞数低下とよく相関することを報告している[23]．

　大脳皮質のコリン作動性ニューロン終末に関しては，アセチルコリン貯蔵顆

粒のアセチルコリントランスポーターのリガンドを用いた研究があり，single-photon emission computed tomography（SPECT）を用い生存患者のコリン作動性ニューロンについて，Kuhl らはアルツハイマー病，認知症を伴ったパーキンソン病，伴わないパーキンソン病，対照を比較して，アルツハイマーの場合，65 歳以下の発症では，全大脳領域と海馬にて低下しているのに対し，65 歳以上の発症者では側頭葉と海馬のみにおいて対照より低下していた．パーキンソン病では認知症のない患者では，頭頂葉と後頭葉においてのみ低下しているに対し，認知症のある患者では，アルツハイマー病同様の全脳領域にて低下していた．大脳皮質の取り込み低下は，Meynert 核の変性を示唆する[26]．一方線条体の取り込みはパーキンソン病で異常なかったと述べている．

E. アセチルコリン受容体ブロッカーの認知機能への影響

アセチルコリン受容体ブロッカーの認知機能への影響に関する最も早い記載は，多分 Porteus と Ross のものであろう．彼らは 11 例のパーキンソニズムを報告しているが，そのうち 1 例は脳炎後，もう 1 例は脳血管障害性パーキンソニズムが疑われた例である．まだ L-ドーパのない時代であるが，THP（トリヘキシフェニジル）が用いられており，症例は混乱（confusion）を示し，本剤をやめると混乱はよくなるが，振戦などのパーキンソン症状の悪化がみられている[27]．用いた用量は 7.5 mg あるいはそれ以上で，かなりの量である．記憶に対する影響を調べたのは Syndulko らである．彼らは，29 例のパーキンソン病患者にメネシットに併用するコゲンチン（benzatropine）の有無で，新しい単語を記憶する能力を調べ，コゲンチンを併用するとこの能力が 5〜10% 落ちたと報告している[28]．コゲンチンは抗コリン薬の一種で，コゲンチンの用量は 2 mg までとしているが，かつて本邦で使用されたときは 1 錠 0.5 mg であったから，2 mg というとかなりの量である．

1980 年以後 THP と認知機能に関する報告は多くなるが，1984 年 Meco らは，33 例のパーキンソン病患者と 14 例の健常人の知的機能を比較し，Bender 試験および Wechsler の知能試験において，パーキンソン病は健常人に比して劣り，L-ドーパとの併用薬の比較では，抗コリン薬使用者にて劣っていたと報告[29]．Koller も同年 THP を使用する場合，認知機能の低下の可能性を認識することが必要であると述べている[30]．Miller らは，THP 治療を受けた 54 例のパーキンソン病に自由想記と 24 例にシグナル検知能力試験を行い，どちらも THP

の使用量に並行して記憶能力が低下することを示した[31]．Duvois らは，20 例のTHP を受けたパーキンソン病患者について前頭葉機能を調べ，前頭葉機能の低下がみられたことを報告[32]．この報告でのTHP の維持量は10.2 mg である．かなり多いといわざるを得ない．

　Schelosky らは発症初期の患者にTHP を投与し，前頭葉機能の検査をしているが，目立った異常はないことを報告[33]．Van Spaendonck らは，カードソーティングテストにより，シフト能力をみているが，THP 使用者と未治療のパーキンソン病患者を比べるとシフト能力が低下していることを報告[34]．Nishiyama らはTHP による認知障害はTHP をやめれば元に戻ることを示している[35]．また認知機能障害の出ているときには，脳全体のグルコース代謝の低下があることを示している．Pondal らは，抗コリン薬の使用により認知機能が低下し，抗コリン薬はパーキンソン病の治療に使用すべきではないとまで言い切っている[36]．

　Donnellan らは，頻尿に用いられるオキシブチニン（ポラキス®）の使用（7.5〜10 mg）で混乱，幻覚，行動異常などを呈したパーキンソン病症例3 例を報告している[37]．いずれも使用中止により改善している．オキシブチニンは頻尿に用いられる抗コリン薬であるが，脳に入ることが知られている．Nishiyama らは，抗コリン薬の記憶への影響を，復唱，記銘力，昔の記憶について90 例のパーキンソン病症例について調べ，それぞれ8 例，5 例，6 例に認められ，知能の低下は4 例に認められたと述べている[38]．Bédard らは，THP を2 週間投与すると，プラセボを投与した場合に比べ，遂行機能が悪化すると述べた[39]．

　Perry らは，抗コリン薬の長期使用がパーキンソン病患者の脳病理に影響するかどうかを調べた．彼女らはQueen Square の 120 例の神経病理学的にパーキンソン病と確定診断を受けた脳を調べた．進行性の認知症を呈した患者は除外した．残りの症例につき，抗コリン作用をもつ薬物の使用歴に関し，2 年未満のもの，2 年以上のもの，全く使用歴のないものの3 群に分けた．さらにもう1 つのグループ分けは，三環系抗うつ薬使用の経験者（1〜10 年）と，抗コリン作用をもつ薬物を全く使用しなかったものである．年齢とパーキンソン病の罹病期間には差はない．神経病理学的評価は老人斑と神経原線維変化いついて行い，0 はなし，0.5 はきわめて稀，1 は稀，2〜5 は増加で，5 が numerous で最高である．これによると，老人斑については，全く抗コリン作用をもたな

かった症例で，1.1±1.34，THP を 2 年以内服用したもの 0.60±0.57，2 年以上服用したもの 2.50±1.50，神経原線維変化については，それぞれ 0.43±0.48，0.50±0.46，0.94±0.75 と報告している．三環系抗鬱薬の結果については，使用者では老人斑，神経原性変化は，多いものの有意差には至っていない．この結果に基づき彼女らは抗コリン作用をもつ薬物はパーキンソン病の治療に用いるべきでないと述べている[40]．しかし，彼女らのデータをみると老人斑については，2 年以内の服用では，対照に比べ低く，2 年以上は増えているが，使用年数との相関がない．2 年以上の症例についても，老人斑の増加は平均で軽度である．さらにこれら症例の生前の認知症検査は述べていない．さらにこれらの症例は THP の投与量について述べていないが，おそらく 1 日 6 mg またはそれ以上ではなかったかと思われる．つまり 1 日 2 mg のデータは存在しない．

Ehrt らは，235 例のパーキンソン病患者の認知機能を 8 年間にわたって調べ，抗コリン作用をもつ薬物を処方された群と，処方されなかった群との Mini-mental Status Examination（MMSE）による比較を行っている．それによると抗コリン作用をもつ薬物を処方されていた群（全体の 40％以上）のほうが，MMSE の低下が著明であったと述べている（MMSE の低下は 6 点，対照 1 点）[41]．Lee and Lee は，認知症と診断を受けている患者 773 例を調べ，その 33％に抗コリン薬が使用されていたと報告[42]．その副作用については触れていない．Landi らは，ナージングホーム入居中の 1,490 例の患者について精神機能を調べ，その 48％に抗コリン薬が使用されていた．使用者は非使用者に比べ認知機能が低下していたと述べている[43]．この 1,490 例についての臨床診断は銘記されていない．またナージングホームへの入居者は認知機能が低下していたものを含むと思われるが，この点も不明である．

F. アセチルコリン受容体ブロッカーのパーキンソン病への効果

昔から運動症状には効くことが報告されている．Trihexyphenidyl（THP）のパーキンソン病への効果に関するまとまった報告は Doshay らのものであろう．彼らは 411 例のパーキンソン病を THP で治療して固縮には 53％，振戦には 51％，general condition には 45％，歩行障害には 22％の改善があったと述べている[44]．既に固縮と振戦には効果があることが示されている．次いで Onu-aguluchi は，Orphenadrin を用いて二重盲検試験を行っているが，24 例中 15

例で satisfactory との評価を得ている[45]．Orphenadrin は日本では使用されていないが，抗コリン薬の 1 種である．1971 年平山らは L-ドーパの二重盲検試験に THP を対照薬として用いており，THP の結果は，全般改善度で中等度改善以上 37.7％，軽度改善以上 78.7％と報告されている（表 3-1)[2]．

　Parkes らは，THP，アマンタジン塩酸塩，L-ドーパの効果を，軽症で治療を受けていないパーキンソン病患者 14 例について効果をみている，THP は 1 日 8 mg 投与されている．機能的障害の軽減度は，THP とアマンタジン塩酸塩ではそれぞれ 15％，L-ドーパでは 36％であったと報告．ここでは THP がパーキンソン病の前傾姿勢（flexion posture）に有効であったと述べられている．振戦に対しては，THP 単独では効果は余りないが，アマンタジン塩酸塩と併用すると，35％の軽減効果があった（L-ドーパ単独では 52％)[46]．振戦に対して THP がよいことは Duvoisin が述べている[47]．

　L-ドーパが導入されてからは，それまで使用していた抗コリン薬をやめることが多かったが，その際抗コリン薬をやめるとパーキンソン病症状の歩行，無動，振戦などが悪化する症例があり（withdrawal syndrome），この点を Horrocks らは 25 例中 6 例では，パーキンソン症状の悪化のため抗コリン薬をやめることができなかったと述べている[48]．残り 19 例については，抗コリン薬をやめることができた．

　1979 年 Hökendorf は生理学的にパーキンソン病の振戦を記録し，L-ドーパと THP の効果を比較しているが，L-ドーパ単独と THP 単独の振戦に対する効果は，ほぼ同等であり，両者を使用するとそれぞれ単独のときよりも振戦に対する効果は勝っていたと述べている[49]．Tourtellotte らは，L-ドーパとコゲンチンを併用した場合と，L-ドーパにプラセボを使用した場合のパーキンソン症状の改善を二重盲検法で 29 例の患者にみているが，コゲンチンを併用したほうが固縮，指タップのスピード，ADL に対する改善がよいことが記されている．特に副作用はなく，29 例中 16 例にてコゲンチンの継続使用を希望するとの結果が出ている[50]．Koller は，パーキンソン病の振戦に L-ドーパと THP は 50％程度の効果を示すのに対し，アマンタジン塩酸塩は 25％程度の効果にとどまることを述べた[51]．

　Schrag らは，抗コリン薬であるバイペリディン 5 mg の静注とあらかじめ決められた量のアポモルフィンの皮下注射の効果を二重盲検クロスオーバー法で

比較しているが，振戦に対する効果は両者同等で，固縮と動作緩慢に対する効果はアポモルフィンの法が勝っていたと結論している[52]．Takahashi らは，未治療のパーキンソン病患者 6 例に THP 6 mg を投与したときの脳血流と酸素消費量を SPECT で報告しているが，運動症状は全員で改善し，認知機能にも変化のなかったことを報告，THP により脳血流と酸素消費量は線条体で 15％，大脳皮質で 10％低下したことを報告している[53]．Minolva らは，バイペリディン（1〜3 mg）と L-ドーパの 22 例のパーキンソン病の振戦に対する効果を，筋電図に良いクロスオーバー法で比較しているが，振戦に対する効果は，L-ドーパのほうが良かったと述べている[54]．

Katzenschlager らは，それまでの抗コリン薬のパーキンソン病に対する二重盲検試験（すべてクロスオーバー）をレビューし，9 報告 221 例についての結果を報告している．THP については 8〜20 mg と多くが使われている．すべての報告についてパーキンソン病の運動障害に抗コリン薬やプラセボに比し，良好な結果を得，精神症状・認知機能への副作用は抗コリン薬 35 例に対し，プラセボでは 13 例であった[55]．すなわち 22 例（10％）は精神機能・認知機能への副作用が出るということである．しかも，これは THP でいえば 8〜20 mg とかなり大量を用いての話である．

Baba らは，深部脳刺激術の後に起きる体軸の症状に対する THP の効果を，20 例のパーキンソン病患者について，手術後より THP を投与し，1 カ月の状態を UPDRS を用いて検討している．体軸の症状は術後 6 カ月より出始め，術後平均 22.3 カ月（8〜35 カ月）で，THP 2〜6 mg を投与し始めた．術前の状態に比べると，UPDRS II の体軸症状の悪化は 87％，UPDRS III の体軸症状の悪化は 54％であったの対し，THP を始めてからは，これの値は 33％，39％の改善に転じたと報告．精神症状や，認知症を併発した症例はなかったと報告されている[56]．手術の適応として認知症のないことが前提になっているので，認知症のない場合は，THP を使用しても，心配のないことがこの報告からいえるのではないかと思う．どのような体軸症状が改善したのか興味あるところであるが，論文には UPDRS の Part II と III の体軸方向の症状としか書いてない．

抗コリン薬は副交感神経をブロックして胃からの排出時間を遅らせるので，L-ドーパの吸収を妨げるのではないかと心配されるが，この点をラットで検証した結果では L-ドーパの血中濃度は，THP を同時に投与すると下がることが

報告されている[66]．Contin らも，THP を併用すると L-ドーパの血中濃度が下がる例が存在することを示している[67]．

　L-ドーパによる不随意運動にたいしては，改善するとの報告もあるが[68]，悪化するという報告もある[69,70]．Pourcher らは，抗コリン薬とジアゼパムを併用すると，2 相性のジスキネジアが少し良くなることを報告[68]．これはその後の追跡調査はないが，2 相性ジスキネジアは大変激しいものがあるので，試す価値はあるのではないかと思う．オン時間のジスキネジアに対して，Birket-Smith は，L-ドーパと抗コリン薬を併用すると，併用しなかった患者に比べてジスキネジアが有意に多くなるが，抗コリン薬をパーキンソン病症状が悪化しない程度に減らすとジスキネジアは消失または減少したと述べている[69]．つまり抗コリン薬を使いすぎていたことになる．

　痛みに対して THP が有効であったとの報告がある．Narcotics も抗炎症剤も無効で，THP が有効であったパーキンソン病の 2 例を報告している[71]．

　Pisani らは，その総説のなかで線条体アセチルコリン受容体をブロックする治療法の重要性を認めつつも，抗コリン薬のいろいろは副作用に対処するために，線条体コリン作動性ニューロン上に発現しているグルタメート受容体の解説を行い，ここからアセチルコリンを動かすことが可能かどうかの解説を行っている[72]．

G. アセチルコリン受容体ブロッカーの副作用

　副作用は多岐にわたる．会社の添付文書には重篤な副作用として，悪性症候群，精神錯乱，幻覚，譫妄，閉塞隅角緑内障が挙げられ，その他の副作用としては，精神神経系では，興奮，神経過敏，気分高揚，多幸症，見当識障害，眠気，運動失調，眩暈，頭痛，倦怠感が，消化器系では，悪心，嘔吐，食欲不振，口渇，便秘が，泌尿器系では，排尿困難，尿閉が，循環器系では，心悸亢進が，眼では，調節障害，散瞳が，過敏症では，発疹が挙げられている．

　このうち，悪性症候群は本剤を中止した場合の警告であるが，筆者はまだ抗コリン薬の中止で悪性症候群を呈した患者は経験していない．精神症状の原因は大脳皮質のアセチルコリン受容体のブロックによる症状とみられ注意を要する．閉塞隅角緑内障は，その有無を必ず使用前に聞く必要がある．その他の副作用で，精神神経系以外のものは，主に末梢の副交感神経系のブロックによるものである．このなかで，前立腺肥大のある患者には，尿閉を起こさぬよう慎

重投与が必要である．

閉塞隅角緑内障には抗コリン薬は禁忌であるが，閉塞隅角緑内障の患者にTHPを使用して失明に至った症例報告がある[73]．稀ではあるが，THPにより口舌ジスキネジアを呈したパーキンソン病症例がある[70]．またTHP使用中sicca症候群を呈したという報告がある[74]．

H. 抗コリン薬使用に関する私見

以上文献を通覧し，また自験例での経験を踏まえると，抗コリン薬少量（トリヘキシフェニジルで2 mg，朝1回）の使用は，パーキンソン症状を和らげるうえで重要と思われる．我々の症例では約50％の症例にこれが併用されていた．きちんとは統計をとっていないが，振戦，固縮，動作緩慢，歩行障害に効果があり，またウェアリングオフを軽くする作用もあるようである．ジスキネジアに対する効果はわからないが，少なくともTHP 2 mgでジスキネジアが悪化したという症例はほとんど見なかったように思う．副作用は喉の渇きを訴える症例が多く，稀に幻覚のため使用を中止せざるを得なかった症例がある．軽度の認知症にはやむを得ず使用を継続した症例もあるが，認知症状の悪化のため中止せざるを得なかった症例はなかった．

■文献

1) Whitehouse PJ, Hedreen JC, White CL 3rd, et al. Basal forebrain neurons in the dementia of Parkinson disease. Ann Neurol. 1983; 13: 243-8.
2) 平山惠造, 宇尾野公儀, 中西孝雄他. Parkinson症候群に対するL-DOPAならびにTrihexyphenidylの治療効果. 二重盲検法による検討. 神経進歩. 1971; 15: 205-23.
3) He H, McKay G, Wirshing B, et al. Development and application of a specific and sensitive radioimmunoassay for trihexyphenidyl to a pharmacokinetic study in humans. J Pharm Sci. 1995; 84: 561-7.
4) Brocks DR. Anticholinergic drugs used in Parkinson's disease: An overlooked class of drugs from a pharmacokinetic perspective. J Pharm Pharm Sci. 1999; 2: 39-46.
5) Descarries L, Gisiger V, Steriade M. Diffuse transmission by acetylcholine in the CNS. Prog Neurobiol. 1997; 53: 603-25.
6) Zhou FM, Wilson CJ, Dani JA. Cholinergic interneuron characteristics and nicotinic properties in the striatum. J Neurobiol. 2002; 53: 590-605.

7) Alexander CE, Crutcher MD. Functional architecture of basal ganglia circuits: neural substrates of parallel processing. Trends Neurosci. 1990; 13: 266-71.
8) Spehlmann R, Stahl SM. Dopamine acetylcholine imbalance in Parkinson's disease. Possible regenerative overgrowth of cholinergic axon terminals. Lancet. 1976; 1: 724-6.
9) Tang LC, Cotzias GC. Opposing effects of dopaminergic to cholinergic compounds on a cerebral dopamine-activated adenylate cyclase. Proc Natl Acad Sci U S A. 1977; 74: 769-73.
10) Rodríguez-Puertas R, Pazos A, Pascual J. Cholinergic markers in degenerative parkinsonism: autoradiographic demonstration of high-affinity choline uptake carrier hyperactivity. Brain Res. 1994; 636: 327-32.
11) Piggott MA, Owens J, O'Brien J, et al. Muscarinic receptors in basal ganglia in dementia with Lewy bodies, Parkinson's disease and Alzheimer's disease. J Chem Neuroanat. 2003; 25: 161-73.
12) Bohr IJ, Ray MA, McIntosh JM, et al. Cholinergic nicotinic receptor involvement in movement disorders associated with Lewy body diseases. An autoradiography study using [(125) I] alpha-conotoxinMII in the striatum and thalamus. Exp Neurol. 2005; 191: 292-300.
13) Lin JY, Chung KK, de Castro D, et al. Effects of muscarinic acetylcholine receptor activation on membrane currents and intracellular messengers in medium spiny neurones of the rat striatum. Eur J Neurosci. 2004; 20: 1219-30.
14) Ding J, Guzman JN, Tkatch T, et al. RGS4-dependent attenuation of M4 autoreceptor function in striatal cholinergic interneurons following dopamine depletion. Nat Neurosci. 2006; 9: 832-42.
15) Pisani A, Bernardi G, Ding J, et al. Re-emergence of striatal cholinergic interneurons in movement disorders. Trends Neurosci. 2007; 30: 545-53.
16) Ding Y, Won L, Britt JP, et al. Enhanced striatal cholinergic neuronal activity mediates L-DOPA-induced dyskinesia in parkinsonian mice. Proc Natl Acad Sci U S A. 2011; 108: 840-5.
17) Nakagawa M, Ohgoh M, Nishizawa Y, et al. Dopaminergic agonists and muscarinic antagonists improve lateralization in hemiparkinsonian rats in a novel exploratory Y-maze. J. Neurosci. 2011; 31: 6553-64.
18) Guzman MS, De Jaeger X, Raulic S, et al. Elimination of the vesicular acetylcholine transporter in the striatum reveals regulation of behaviour by cholinergic-glutamatergic co-transmission. PLoS Biol. 2011; 9: e1001194.

19) Xiang Z, Thompson AD, Jones CK, et al. Roles of the M1 muscarinic acetylcholine receptor subtype in the regulation of basal ganglia function and implications for the treatment of Parkinson's disease. J Pharmacol Exp Ther. 2012; 340: 595-603.
20) Cachope R, Cheer JF. Local control of striatal dopamine release. Front Behav Neurosci. 2014; 8: 188.
21) Lim SA, Kang UJ, McGehee DS. Striatal cholinergic interneuron regulation and circuit effects. Front Synaptic Neurosci. 2014; 6: 22.
22) Deffains M, Bergman H. Striatal cholinergic interneurons and corticostriatal synaptic plasticity in health and disease. Mov Disord. 2015; 30: 1014-25.
23) Perry EK, Curtis M, Dick DJ, et al. Cholinergic correlates of cognitive impairment in Parkinson's disease: comparisons with Alzheimer's disease. J Neurol Neurosurg Psychiatry. 1985; 48: 413-21.
24) Mann DM, Yates PO. Pathological basis for neurotransmitter changes in Parkinson's disease. Neuropathol Appl Neurobiol. 1983; 9: 3-19.
25) Candy JM, Perry RH, Perry EK, et al. Pathological changes in the nucleus of Meynert in Alzheimer's and Parkinson's diseases. J Neurol Sci. 1983; 59: 277-89.
26) Kuhl DE, Minoshima S, Fessler JA, et al. In vivo mapping of cholinergic terminals in normal aging, Alzheimer's disease, and Parkinson's disease. Ann Neurol. 1996; 40: 399-410.
27) Porteous HB, Ross DN. Mental symptoms in parkinsonism following benzhexol hydrochloride therapy. Br Med J. 1956; 2: 138-40.
28) Syndulko K, Gilden ER, Hansch EC, et al. Decreased verbal memory associated with anticholinergic treatment in Parkinson's disease patients. Int J Neurosci. 1981; 14: 61-6.
29) Meco G, Casacchia M, Lazzari R, et al. Mental impairment in Parkinson's disease. The role of anticholinergic drugs. Acta Psychiatr Belg. 1984; 84: 325-35.
30) Koller WC. Disturbance of recent memory function in parkinsonian patients on anticholinergic therapy. Cortex. 1984; 20: 307-11.
31) Miller E, Berrios GE, Politynska B. The adverse effect of benzhexol on memory in Parkinson's disease. Acta Neurol Scand. 1987; 76: 278-82.
32) Dubois B, Pilon B, Lhermitte F, et al. Cholinergic deficiency and frontal dysfunction in Parkinson's disease. Ann Neurol. 1990; 28: 117-21.
33) Schelosky L, Benke T, Poewe WH. Effects of treatment with trihexyphenidyl on cognitive function in early Parkinson's disease. J Neural

Transm Suppl. 1991; 33: 125-32.
34) Van Spaendonck KP, Berger HJ, Horstink MW, et al. Impaired cognitive shifting in parkinsonian patients on anticholinergic therapy. Neuropsychologia. 1993; 31: 407-11.
35) Nishiyama K, Momose T, Sugishita M, et al. Positron emission tomography of reversible intellectual impairment induced by long-term anticholinergic therapy. J Neurol Sci. 1995; 132: 89-92.
36) Pondal M, Del Ser T, Bermejo F. Anticholinergic therapy and dementia in patients with Parkinson's disease. J Neurol. 1996; 243: 543-6.
37) Donnellan CA, Fook L, McDonald P, et al. Oxybutynin and cognitive dysfunction. BMJ. 1997; 315: 1363-4.
38) Nishiyama K, Sugishita M, Kurisaki H, et al. Reversible memory disturbance and intelligence impairment induced by long-term anticholinergic therapy. Intern Med. 1998; 37: 514-8.
39) Bédard MA, Pillon B, Dubois B, et al. Acute and long-term administration of anticholinergics in Parkinson's disease: specific effects on the subcortico-frontal syndrome. Brain Cogn. 1999; 40: 289-313.
40) Perry EK, Kilford L, Lees AJ, et al. Increased Alzheimer pathology in Parkinson's disease related to antimuscarinic drugs. Ann Neurol. 2003; 54: 235-8.
41) Ehrt U, Broich K, Larsen JP, et al. Use of drugs with anticholinergic effect and impact on cognition in Parkinson's disease: a cohort study. J Neurol Neurosurg Psychiatry. 2010; 81: 160-5.
42) Lee EK, Lee YJ. Prescription patterns of anticholinergic agents and their associated factors in Korean elderly patients with dementia. Int J Clin Pharm. 2013; 35: 711-8.
43) Landi F, Dell'Aquila G, Collamati A, et al. Anticholinergic drug use and negative outcomes among the frail elderly population living in a nursing home. J Am Med Dir Assoc. 2014; 15: 825-9.
44) Doshay LJ, Constable K, Zira A. Five year follow-up of treatment with trihexyphenidyl (artane); outcome in four hundred eleven cases of paralysis agitans. J Am Med Assoc. 1954; 154: 1334-6.
45) Onuaguluchi G. Assessment of drug therapy in Parkinsonism. Br Med J. 1963; 1: 443-8.
46) Parkes JD, Baxter RC, Marsden CD, et al. Comparative trial of benzhexol, amantadine, and levodopa in the treatment of Parkinson's disease. J Neurol Neurosurg Psychiatry. 1974; 37: 422-6.
47) Duvoisin RC. Cholinergic-anticholinergic antagonism in parkinsonism. Arch Neurol. 1967; 17: 124-36.

48) Horrocks PM, Vicary DJ, Rees JE, et al. Anticholinergic withdrawal and benzhexol treatment in Parkinson's disease. J Neurol Neurosurg Psychiatry. 1973; 36: 936-41.
49) Hökendorf H. Combination therapy of extrapyramidal disease with trihexyphenidyl and L-dopa: an electromyographic study with specific reference to tremor. J Int Med Res. 1979; 7: 19-28.
50) Tourtellotte WW, Potvin AR, Syndulko K, et al. Parkinson's disease: Cogentin with Sinemet, a better response. Prog Neuropsychopharmacol Biol Psychiatry. 1982; 6: 51-5.
51) Koller WC. Pharmacologic treatment of parkinsonian tremor. Arch Neurol. 1986; 43: 126-7.
52) Schrag A, Schelosky L, Scholz U, et al. Reduction of Parkinsonian signs in patients with Parkinson's disease by dopaminergic versus anticholinergic single-dose challenges. Mov Disord. 1999; 14: 252-5.
53) Takahashi S, Tohgi H, Yonezawa H, et al. The effect of trihexyphenidyl, an anticholinergic agent, on regional cerebral blood flow and oxygen metabolism in patients with Parkinson's disease. J Neurol Sci. 1999; 167: 56-61.
54) Milanov I. A cross-over clinical and electromyographic assessment of treatment for parkinsonian tremor. Parkinsonism Relat Disord. 2001; 8: 67-73.
55) Katzenschlager R, Sampaio C, Costa J, et al. Anticholinergics for symptomatic management of Parkinson's disease. Cochrane Database Syst Rev. 2003; 2: CD003735.
65) Baba Y, Higuchi MA, Abe H, et al. Anti-cholinergics for axial symptoms in Parkinson's disease after subthalamic stimulation. Clin Neurol Neurosurg. 2012; 114: 1308-11.
66) Algeri S, Cerletti C, Curcio M, et al. Effect of anticholinergic drugs on gastro-intestinal absorption of L-dopa in rats and in man. Eur J Pharmacol. 1976; 35: 293-9.
67) Contin M, Riva R, Martinelli P, et al. Combined levodopa-anticholinergic therapy in the treatment of Parkinson's disease. Effect on levodopa bioavailability. Clin Neuropharmacol. 1991; 14: 148-5.
68) Pourcher E, Bonnet AM, Kefalos J, et al. Effects of etybenzatropine and diazepam on levodopa-induced diphasic dyskinesias in Parkinson's disease. Mov Disord. 1989; 4: 195-201.
69) Birket-Smith E. Abnormal involuntary movements in relation to anticholinergics and levodopa therapy. Acta Neurol Scand. 1975; 52: 158-60.

70) Hauser RA, Olanow CW. Orobuccal dyskinesia associated with trihexyphenidyl therapy in a patient with Parkinson's disease. Mov Disord. 1993; 8: 512-4.
71) Sandyk R. Anticholinergic-induced analgesia: possible role for the cholinergic system in abnormal sensory symptoms in Parkinson's disease. Postgrad Med J. 1986; 62: 749-51.
72) Pisani A, Bonsi P, Centonze D, et al. Targeting striatal cholinergic interneurons in Parkinson's disease: focus on metabotropic glutamate receptors. Neuropharmacology. 2003; 45: 45-56.
73) Friedman Z, Neumann E. Benzhexol-induced blindness in Parkinson's disease. Br Med J. 1972; 1: 605.
74) Hashimoto S, Sawada T, Inoue T, et al. Cholinergic-drug induced sicca syndrome in Parkinson's disease: a case report and a review of the literature. Clin Neurol Neurosurg. 1999; 101: 268-70.

モノアミン酸化酵素 B 阻害薬

　モノアミン酸化酵素 B 阻害薬では，セレギリン（エフピー錠®）が発売され，単独でも L-ドーパに上乗せすることでも効果が示されている．ラサギリンは本邦で二重盲検試験が行われている．従来本邦では L-ドーパを使用したくない場合，すなわち軽症であるか若年発症者ではドパミンアゴニストを使用する以外に良い方法はなかったが，セレギリンは使用量の上限である 10 mg まで使ってもほとんど副作用はなく，これらの症例にまず試すのによい薬物になっている．さらに L-ドーパ未使用の症例に使用した場合，L-ドーパの使用時期を遅らせることから，disease modifying effect があるのではないかと考えられたが，これは L-ドーパの対症状効果により説明されている．

1 セレギリン塩酸塩

A. L-ドーパ未使用例に対する効果

　Tetrud and Langston は，デプレニル（セレギリン）で治療することにより，L-ドーパの必要な時期を遅らせることができるのではないか検討した．彼らは L-ドーパ未治療の症例 54 例をプラセボまたはデプレニル 10 mg で治療し，L-ドーパが必要になる時期を比較した．プラセボを投与された群では L-ドーパが必要になるまでの日にちが 312.1 日であるのに対し，デプレニルを投与された群では，548.9 日と有意に長かった[1]．彼らはデプレニルが症状の進行を抑えたのではないかと述べている．The Parkinson Study Group は，多施設で，デプレニルが L-ドーパの必要性を遅らせることができるかを検討した．有名な DATATOP Study の第 1 報である．End-point は，L-ドーパを必要とした時期である．彼らは抗酸化薬であるデプレニルとトコフェロールを取り上げ，800 例のまだ L-ドーパを使用していない症例に，両者を併用した場合，どちらか片方のみの場合，プラセボの場合に分け，二重盲検法で 4 つの群での経過を Kaplan-Mayer 法により検討した．401 例はトコフェロールまたはプラセボに，399 例はデプレニルとトコフェロールの両者またはデプレニルのみに割り振った．結果は 1 年の間に end-point に到達した例は，デプレニルを使用しなかった群で 176 例，デプレニルを使用した群では 97 例で，その差は有意であった[2]．彼らは，デプレニルにパーキンソン病の症状の出現を遅らせる能力があ

るのではないかと述べている．Myllylä らは，52 例の未治療のパーキンソン病症例につき，セレギリン 10 mg（27 例）とプラセボ（25 例）の比較を 1 年以上にわたり行っている．L-ドーパが必要になるまでの日にちは，セレギリン群 545±90 日，プラセボ群 372±28 日で，セレギリン使用者のほうが長かったと報告．セレギリンは L-ドーパの使用を遅らせる効果があり，対症的効果もあったと述べている[3]．Allain らは，フランスでの多施設共同試験の結果を発表しているが，93 例の未治療パーキンソン病につき，13 施設で，3 カ月の調査を行い，種々の rating scale で測った結果，セレギリン 10 mg で，3 カ月にわたり，いずれも運動症状に良い結果をもたらし，鬱にも良かったと述べている[4]．Parkinson Study Group は第 1 報の続きを発表しているが，この時は，デプレニルは症状の進行を遅くするというにとどめている[5]．改善が対症的なのか神経保護的なのかについては述べていない．この間にもスウェーデンから Pålhagen らにより未治療の症例に，セレギリンを使用するとプラセボ群に対し，L-ドーパが必要となる時期を延ばすことが報じられている[6]．その後 2006 年の調査でも，セレギリンの使用は，UPDRS でみた症状の発現を遅らせる効果があると報告されている[7]．Mizuno らは，発症から 5 年以内に L-ドーパ＋セレギリンを受けた 106 例と，発症から 9〜11 年の間にセレギリンを L-ドーパ治療に上乗せされた 585 例を比較し，発症から 9.8〜9.9 年の時点での，UPDRS の 6 つの主な症状の点数を比較すると，発症から 5 年以内にセレギリンを受けた人は 7.78±4.30 ポイントであったのに対し，発症から 9〜11 年後にセリギリンを上乗せされたグループでは，11.41±3.88 ポイントで，発症早期に上乗せした方が治療成績がよいことを発表[8]．

　Parkinson Study Group では，セレギリンによりエンドポイントに達した例と対照例につきセレギリンあるいはプラセボ治療終了後 4 週間目の脳脊髄液 HVA を調べているが，治療前のデータに両者では違いはなかったが，断薬 4 週間目の HVA は対照に比べ有意に低く，まだ MAOB が抑制されていると考えられた[9]．

B．L-ドーパ使用例に対する効果

　ここでは，L-ドーパに対する上乗せ効果，ウェアリングオフに対する効果，ジスキネジアに対する効果が問題となる．

　Csanda らは，オープン試験ながら，152 例の患者に良い結果を得ている．

L-ドーパが過剰になることはないが，L-ドーパの維持量を少し下げるほうが良い例があることを述べている[10]．Schachter らは，二重盲検でウェアリングオフのある患者 10 例に用い，5 例でオン時間の延長，4 例で自覚的な改善を得たと述べている．ただし，ジスキネジアは増強した．オンオフには無効と述べている[11]．Eisler らも二重盲検で 11 例のパーキンソン病症例に 10 mg のデプレニルを使用して効果をみているが，症状の改善をみたのが 4 例，悪化は 5 例，2 例は調査を完了することができなかったと報告．デプレニルは気分を高揚，不眠を起こすことを報告．気分の高揚が症状の改善につながるのではないかと述べている[12]．Streifler and Rabey は，29 例について 4 年間デプレニル使用の経験を述べているが，長期に効果があるが，ジスキネジアを 4 例に生じ，他の 10 例でジスキネジアの増強がみられたと報告[13]．Ruggieri らは，オープン試験ではあるが，9 施設で 76 例のパーキンソン病患者に半年間，L-ドーパ治療にデプレニルの上乗せ効果をみている．L-ドーパの維持量を半分にしてデプレニル 10 mg を開始しているが，すべての症例において，症状の改善を見，重篤な副作用はなかったことを報告．特に固縮，動作緩慢，振戦に効果があったと報告[14]．Presthus らは，低用量の L-ドーパ（200 mg）にセレギリンを上乗せした効果を 15 例のパーキンソン病症例でみているが，Webstar rating scale で有意な効果はみられなかったと報告[15]．Golbe らは，ウェアリングオフへの影響を 96 例のパーキンソン病症例で，デプレニル 10 mg またはプラセボの群間比較を行っているが，デプレニル群で，オン時の歩行が 56％で改善し，プラセボでの 30.4％改善に比し，有意に改善したと報告．重篤な副作用はなかったという[16]．Elizan らは，オープン試験ながら 200 例の L-ドーパにセレギリンを上乗せした効果を報告しているが，最高 4 年まで追跡した結果，長期的にはあまり印象的でないことを述べている[17]．

1993 年にはイギリスの Parkinson's Disease Research Group[18]の 732 例の L-ドーパ未治療のパーキンソン病患者における，L-ドーパカルビドーパ（1 群），L-ドーパカルビドーパ＋セレギリン（2 群），ブロモクリプチン（3 群）の比較試験の 1 年後の結果が発表されたが，1 群 2 群の改善のほうが，3 群より優れていたことが報告されている．本邦からは，1994 年に Takahashi らが，L-ドーパに対する反応の悪かった症例 112 例に，セレギリン 7.5 mg かプラセボの試験を行い，中等度改善以上の改善を示した例は，セレギリン群 34.5％，

プラセボ群11.5％で，セレギリン群のほうが有意に改善を示したことを報告[19]．Brannan and Yahrは，セレギリンにL-ドーパを上乗せした5年の効果を，L-ドーパのみにて治療した群との比較を発表した．振戦，固縮，動作緩慢，歩行障害のスコアは両群で変わらず，セレギリン上乗せの群のL-ドーパ使用量がやや少なかったことを報告[20]．このL-ドーパを減量できる報告については，Myllyläらが詳しく調べているが，彼らはセレギリンまたはプラセボにL-ドーパを上乗せして2年間の効果について述べているが，L-ドーパの維持量は，セレギリン併用群で，$358±117$ mg，プラセボ群で$543±150$ mgであったと述べている[21]．Olanowらは，101例の初期の未治療の症例を4つに分けて14カ月の調査を行い，セレギリンがパーキンソン病の予防効果をもつかどうかを検討した．1群は，セレギリンとメネシット，2群はメネシットとセレギリンのプラセボ，3群はセレギリンとブロモクリプチン，4群はブロモクリプチンとセレギリンのプラセボである．最終評価は14カ月後，すなわちセレギリンまたはそのプラセボを切ってから2カ月後，およびメネシットとブロモクリプチンを終了後1週間である．プラセボで治療された症例は，その間にUPDRSで$5.8±1.4$ポイントの悪化を示したの対し，セレギリンを投与された群では$0.4±1.3$の悪化にとどまったという．この差（$P<0.001$）は強力で，セレギリンの対症効果のみでは説明しづらく，セレギリンは神経保護作用を示したのではないかと，著者らは考えている[22]．Przuntekらは，5年にわたるセレギリンの上乗せ効果を報告し[23]，またNegrottiらは，セレギリン休薬後2カ月でもまだ症状の改善は残っていることを報告[24]．Barontiらは，12例のパーキンソン病患者について，single blindでL-ドーパに対する効果をみているが，L-ドーパ維持量は24％減らせたが，ジスキネジアは4.3倍に延び，抗パーキンソン病効果は44％，気分は47％改善したと報告[25]，グルタチオンペルオキシダーゼ，グルタチオン還元酵素，スーパーオキシドディスムターゼ，カタラーゼには変化はなかったと述べている．

C. 維持量の問題

維持量の問題では，通常の維持量（10 mg）と40 mgまでの高用量を比較したデータでは，通常維持量に勝る結果は得られていない[26]．次いでHubbleらは，motor flctuationのある患者への，改善効果は5 mgと10 mgで差はないと述べている[27]．

D. セレギリンと死亡率

　Lees はイギリス 95 施設での L-ドーパ単独とこれにセレギリン 10 mg を上乗せしたグループの比較を行い，5～6 年の経過観察後の状態を報告しているが，セレギリンを上乗せする価値はないと報ずるとともに，セレギリンを上乗せすると死亡率が，上乗せをしなかったグループの 1.57 倍になることを報告した[28]．Ben-Shlomo らは後に詳細を発表しているが，624 例の L-ドーパあるいはドパミンアゴニストを使用していなかった症例中 120 例の死亡例につき平均 6.8 年後の報告している．L-ドーパ＋セレギリンに振り分けられた群では，L-ドーパ単独の群に対し，1.32 倍の死亡率，ブロモクリプチンに振り分けられた群に対しては，1.54 倍であったと報告されている[29]．Torogood らは，35 歳から 90 歳の 12,621 例の抗パーキンソン病薬を受けた症例を調べ，1,720 例の死亡があり，有意ではないが，セレギリン使用者に 11％死亡率が高かったことを報告している[30]．この死亡率の上昇が真実か，あるいはたまたまそうなったのかを巡って大論争が起きた．

　最初は，Marki-Ikola らの，他の 10 報の二重盲検試験のデータでは，セレギリン使用により死亡率が高くなることはなかったというものである[31]．さらに Macmahon と Bland, Silva らの報告が続きいずれも死亡率の高くないことを報告している[32,33]．DATATOP のデータでは，800 例についての平均 8.2 年の経過観察で，17.1％（137/800）の死亡があり，年に換算すると 2.1％であり，セレギリン，トコフェロール，これらとの上乗せ治療には関係なく，ほぼアメリカの死亡率と同じであったという[34]．2005 年の調査結果報告でも，セレギリンの使用に死亡率は左右されたなかったと報告されている[35]．Olanow らは，5 つの二重盲検による長期セレギリン使用の成績 589 例のメタアナリシスを行い，平均観察期間は 4.1±1.8 年，セレギリン使用者の死亡例は 297 例中 14 例，セレギリン非使用者の死亡例は 292 例中 17 例で，両者には有意差のないことを報告している[36]．

E. すくみ足に対する効果

　Giladi らは，DATATOP の症例につき，すくみ足の頻度を調べた．調査に入る時点で既に 57 例（7.1％）はすくみ足をもっており，さらに 193 例（26％）が，調査が終わるまでの期間にすくみ足を発生した．すくみ足のあった患者は，UPDRS で障害度が高いことがわかり，さらに初発症状が歩行障害，固縮のスコ

ア，突進現象，動作緩慢，発声障害のスコアが高いことがわかった．逆に振戦のあった例では，すくみ足は低かったと報告[37]．Shoulson らは，DTATOP の症例で，既に L-ドーパを必要とした症例 368 例を 1993 年に再二重盲検化し，ウェアリングオフ，ジスキネジア，すくみ足の発生をエンドポイントとして調査した結果を報告している．それによると平均 2 年の調査期間中ジスキネジアを発生したのは，セレギリン（L-ドーパ併用）群で 34%，L-ドーパ群で 19%（P=0.006），すくみ足はセレギリン群で 16%，L-ドーパ群で 29%（P=0.0003）であったという．セレギリンでずっと治療されていた症例は，運動機能の低下が軽いが，ジスキネジアが多くなったこと，すくみ足については軽いことが報告されている[38]．これによるとセレギリンは L-ドーパを補助する作用があることが推定され，すくみ足は L-ドーパが不十分の時にでる傾向が考えられる．

F. 認知機能に関する影響

認知機能に関しては，Hietanen は，18 例について知的な理由づけ，記憶，視空間認知などについて調べているが，デプレニル 30 mg で何ら障害はなかったと述べている[39]．1994 年には DATATOP の症例につき，記憶，視空間認知，前頭葉機能の報告がなされたが，セレギリンもトコフェロールも認知機能には影響なかったと報告されている[40]．

G. 血圧に対する影響

Churchyard らはセレギリンが起立性低血圧を起こすかどうかについて調べ，L-ドーパとセレギリンを服用していた 16 例中 9 例に起立性低血圧を認め，そのうち 2 例では，起立により意識消失発作を起こしたのに対し，9 例の L-ドーパのみを服用していた症例については起立性低血圧はみられなかったことを報じている[41]．起立性低血圧はセレギリンの中止により改善したが，16 例中 13 例で臨床症状の悪化をみた．彼らは 1999 年にも追跡調査を行っているが，20 例のセレギリン使用者に起立性低血圧がみられ，そのうち 1 例は起立により意識を失ったという[42]．セレギリン中止により改善している．Haapaniemi らは，60 例の未治療のパーキンソン病患者と健常成人の起立による収縮期血圧の低下について調べ，パーキンソン病では健常成人に比べ起立による血圧の低下が亢進しているが，60 例を L-ドーパ，セレギリン，ブロモクリプチンの 3 群に分けて治療すると，L-ドーパ群では起立による血圧の低下が減少したのに対

し，その他の 2 群では，著明になったと報告[43]．Bhattacharya らは，セレギリン単独（n＝10），L-ドーパ単独，両者併用の 3 群につき，起立性低血圧を調べ，その頻度は変わりないことを報告[44]．

H. 選択的セロトニン再取り込み抑制薬（SSRI）との併用

日本ではモノアミンオキシダーゼ B 阻害薬とセロトニン再取り込み阻害薬との同時投薬は禁忌とされているが，Waters らはフルオキセチンとセレギリンが同時に使用された 23 例の病歴を調べ，何らみるべき副作用は出なかったと報告している[45]．

I. カテコール-O-メチルトランスフェラーゼ阻害薬との併用

Lyytinen らは，セレギリンと COMT インヒビターが同時に使われる場合，何か不都合なことがあるかを，臨床的観察と血中 DOPAC，3-O メチルドパ，HVA，血小板 MAOB，赤血球 COMT 活性などの観察でみたが，臨床的観察では，両インヒビターを用いたほうが，患者の状態は良く，血中のドパミン，ノルアドレナリン濃度は変わりなく，心配のないことを報じている[46]．

J. セレギリンと核医学

Fowler らは，デプレニルの同位体と PET を用い，初期未治療のパーキンソン病 4 例と健常成人についてデプレニルの MAOB 抑制がどのくらい続くかを検討した．それによると健常成人とパーキンソン病では差がなく，デプレニル同位体の結合は，健常成人で 38±5 日，パーキンソン病で 43±5 日でもとの値の 50％に戻ったと報告している[47]．Innis らは，L-ドーパあるいはセレギリンを投与した場合，ドパミントランスポーターの結合が変わるかどうかを検討したが，どちらも変わらなかったことを報告[48]．

K. セレギリンと血小板ミトコンドリア

血小板のミトコンドリア機能をみたものでは，セレギリンは血小板ミトコンドリアの複合体 I，II＋III，IV，クエン酸合成酵素には影響しないことが報告されている[49]．

L. ザイディスセレギリン

セレギリンを頬粘膜より吸収されるようにした Zydis selegiline については，1.5 mg でも普通の経口薬 10 mg と変わらないとの報告[50]，3 カ月の二重盲検試験で，オフ時間を短縮するとの報告がされている[51,52]．また通常のセレギリンから Zydis selegiline への変更も難なく行われることが報告されている[53]．

M. パーキンソン病に対するセレギリン使用の私見

　以上の文献を通覧すると，セレギリンはL-ドーパ未使用者に用いた場合，L-ドーパの使用を遅らせるメリットがある．これはセレギリンの対症的作用と理解されている．10 mg/日まで使用してもあまり副作用はない．これはパーキンソン病症例にとって大きなメリットである．しかし，いつまでもセレギリンのみで治療できるわけではない．時期がきたらL-ドーパの上乗せを図るべきである．さらに将来のすくみ足を軽減できる効果が期待できる．

　L-ドーパに上乗せした場合は，L-ドーパの効果を助長し，ウェアリングオフのオフ時間の軽減やオフ時の症状の軽減が期待できるが，ジスキネジアについては増えるとの報告のほうが多い．したがって，セレギリンを用いていてジスキネジアが強くなったら減量・中止を図るべきと思う．

　一時問題となった死亡率の増加は今は否定されている．

2　ラザベミド

　同じモノアミンオキシダーゼB阻害薬のラザベミドについては，1993年から論文が出始めている．Parkinson Study Groupが多施設二重盲検の結果を発表しているが，201例の未治療のパーキンソン病症例に，ラザベミド100 mg，200 mg，400 mgを投与，プラセボとの比較を行っているが，運動機能の改善をみたことが記されている[54,55]．LeWittらは，ラザベミドとセレギリンの比較を行い，両者に違いのないことを述べている[56]．その後Parkinson Study Groupはラザベミドの1年間の調査を発表しているが，321例の未治療パーキンソン病症例に対し，プラセボ，ラザベミド25 mg，50 mg，100 mg，200 mgの5群に分けて臨床効果をみているが，L-ドーパを必要とする時点をエンドポイントとすると，ラザベミド使用者ではエンドポイントに達した人数は，プラセボ使用者に比して，51%減らすことができた[57]．

3　ラサギリン

　ラサギリンはセレギリンとほぼ同様の効果をもつMAOBのインヒビターで，不可逆的にMAOBを阻害する．現在本邦で二重盲検中である．

A. L-ドーパ未使用例に対する効果

　L-ドーパ未治療の症例については，Parkinson Study GroupはL-ドーパを使

用していない 404 例の症例についてラサギリン 1 mg，2 mg，またはプラセボの投与を行い，26 週の観察を行った（TEMPO study）[58]．主要評価項目は総 UPDRS である．プラセボとの UPDRS の低下の差はラサギリン 1 mg で−4.20 ポイント（95% confidence interval は−5.66 to −2.73 units；P＜0.001），ラサギリン 2 mg で−3.56（95% confidence interval, −5.04 to −2.08 units；P＜0.001）と有意であった．副作用はいずれの群でも変わりなかった．Hauser らは，TEMPO study に入った 404 例中 306 例についての 6 カ月の経過をオープンで観察している[59]．最初プラセボで治療を受けたものも 6 カ月にはラサギリンを受けている．最初との総 UPDRS の差は最初からラサギリンを受けたものでは 2.5 ポイントの低下で（P＝0.021），6 カ月経ってからラサギリンを受けたものより良かった．

Stern らは，56 例の L-ドーパ未使用の症例につき，ラサギリン 1 mg, 2 mg, 4 mg，またはプラセボの投与を行い 10 週の経過をみた．10 週目での UPDRS の低下は，ラサギリン 1，2，4 mg とプラセボ群でそれぞれ−1.8±1.3，−3.6±1.7，−3.6±1.2，−0.5±0.8 であった[60]．Parkinson Study Group は，ラサギリンに病気の進展を修飾する作用があるかどうかをみるため，404 例の L-ドーパ未使用の症例に，delayed start という方法で，ラサギリン 1 mg，2 mg またはプラセボを投与した[61]．全例を 3 つに分けラサギリン 1 mg または 2 mg を 1 年間投与，プラセボ群は 6 カ月プラセボを投与した後にラサギリン 2 mg を 6 カ月投与．主要評価項目は 1 年後の総 UPDRS の初期からの変化である．1 年後の評価は 371 例について行い，結果はラサギリンを 1 年間受けた症例では，最初 6 カ月プラセボを受け，その後ラサギリン 2 mg を受けた群に比して，総 UPDRS の増加は 2.29 ポイント低かった（P＝0.01）．また 6 カ月プラセボを受けてその後 2 mg のラサギリンを受けたグループと最初から 1 年間ラサギリン 1 mg を受けた群との差は 1.82 で後者のほうが低かった（P＝0.05）．

Olanow らは，ラサギリンに疾患進展に影響があるかどうかをみるため，L-ドーパ未使用例 1,176 例にラサギリン 1 mg，2 mg，またはプラセボを 72 週間使用し，プラセボ群には 36 週間与えた後にラサギリン 1 mg または 2 mg を投与（ADAGIO study）[62]．評価項目は UPDRS 176 点の動向である．結果は最初からラサギリン 1 mg を受けた群では UPDRS の悪化は 2.82±0.53 ポイントにとどまり，6 カ月を経てラサギリン 1 mg を受けたグループより良かった

(4.52±0.56 ポイント，P＝0.02)．しかし，2 mg 使用群は悪化が 3.47±0.50 ポイントで，6 カ月後にラサギリン 2 mg を受けた群と有意差はなかった (3.11±0.50 ポイント，P＝0.60)．Biglan らは，QOL に与える影響をみるため，ラサギリン 1 mg，2 mg，またはプラセボを 404 例の L-ドーパ未使用者に投与し，6 カ月の経過をみた[63]．主要評価項目はパーキンソン病の生活の質評価項目である．52 週後ラサギリンの 1 mg 群ではプラセボとの差が 2.91 単位の改善が (P＝0.01)，2 mg 群では 2.74 単位の改善が (P＝0.02) 得られた．

Hauser らは，ドパミンアゴニストで治療を始め，追加治療が必要となった症例 321 例（ロピニロール＞/＝6 mg，プラミペキソール＞/＝1 mg）にラサギリン 1 mg またはプラセボを投与し，18 週の変化を観察した[64]．主要観察項目は総 UPDRS (UPDRS Ⅰ＋Ⅱ＋Ⅲ) である．ラサギリン使用者の総 UPDRS の変化は 3.6＝0.68 の低下を示したのに対し，プラセボでは 1.2±0.68 の低下で，その差は有意であった (P＝0.012)，ラサギリンの副作用はめまい（ラサギリン 7.4%，プラセボ 6.1%)，眠気 (6.8% と 6.7%)，頭痛 (6.2% と 4.3%) であった．

B．L-ドーパ使用例に対する効果

Rabey らは，70 例の L-ドーパ服用中のパーキンソン病症例に，ラサギリン 0.5 mg，1 mg，2 mg，またはプラセボを投与し，12 週間の経過をみた[65]．70 例のうち 32 例は運動症状の動揺があった．運動症状の動揺がある群ではラサギリン使用者には改善があり，UPDRS は 23.0% の減少を示した（プラセボ群は 8.5% の減少)．この改善は服薬中止後 6 週間でもまだ認められた．副作用もプラセボ群と変わりなかった．Rascol らは，運動症状に動揺のある L-ドーパ使用者にラサギリン 1 mg (n＝231)，エンタカポン L-ドーパとともに 200 mg (n＝237)，またはプラセボ (n＝229) を投与し，18 週の経過をみた (LARGO study)[66]．主要評価項目はオフ時間である．ラサギリンとエンタカポンは，オフ時間を短縮した（ラサギリン 1.15 時間，プラセボに比し P＝0.0001，エンタカポン 1.2 時間，P＜0.0001，プラセボ 0.4 時間)．その他二次評価項目でもラサギリンとエンタカポンはプラセボに比し有意な改善をみた．Elmer らは，TEMPO study (L-ドーパ未使用) と PREST study (進行期) の症例につき，認知症状への影響をみた[67]．UPDRS part I の評価でみるとラサギリン 1 mg 群とプラセボ群の間では有意差はなかった．

Zhangらは，中国の症例について調べているが，244例のL-ドーパ服用中で，運動症状に動揺のある症例につき，ラサギリン1 mgまたはプラセボの投与を行い12週間の経過を調べている[68]．主要評価項目はオフ時間である．オフ時間はラサギリン1 mgの治療を受けた群では，開始時に比べ1.7時間の減少で，プラセボ群に比し有意であった．

C. 非運動症状に対する効果

　Haehnerらは，嗅覚への作用を17例のラサギリン投与群と17例のプラセボ投与群で比較したが，有意差はなかった[69]．StocchiらはADAGIO studyの症例につきfatigue scaleを用いて36週での疲労への効果をみた．初期におけるパーキンソン病疲労スケールの値は2.2 ± 0.9単位であった．36週目の評価はプラセボ群では0.17単位悪化，ラサギリン1 mg群では0.03単位の悪化，ラサギリン2 mg群では0.02単位の改善であり，ラサギリン使用群ではどちらもプラセボに比べて有意（$P<0.01$）であった[70]．Smithらは，ADAGIO studyの症例につき，非運動症状のあった症例につき結果をまとめた．1,174例中191例が第1相で抗うつ薬を併用していた．鬱の尺度と認知症の尺度はラサギリン使用者のほうが有意に改善した（プラセボとの差はそれぞれ0.19の改善，$P=0.048$，0.20の改善，$P<0.001$），疲労スケールの差は0.42（$P<0.001$），日中の眠気の差は0.24（$P=0.006$）でラサギリンのほうが良かった．不安と睡眠には有意差はなかった．抗うつ薬とラサギリンの併用にあたっても，セロトニン症候群を示すものはいなかった[71]．Baroneらも，認知症を伴わないパーキンソン病の鬱の症例に対するラサギリンの効果を調べている．鬱状態のあるパーキンソン病の症例123例にラサギリン1 mgまたはプラセボを投与し，12週の効果をみている．主要評価項目はBeckの鬱状態スケールである．12週では両群に有意差はなかったが，4週でラサギリンは5.46 ± 0.73の低下，プラセボは3.22 ± 0.67の低下で，その差は$P=0.026$であった[72]．

■文献

1) Tetrud JW, Langston JW. The effect of deprenyl (selegiline) on the natural history of Parkinson's disease. Science. 1989; 245: 519-22.
2) The Parkinson Study Group. Effect of deprenyl on the progression of disability in early Parkinson's disease. The Parkinson Study Group. N Engl J Med. 1989; 321: 1364-71.

3) Myllylä VV, Sotaniemi KA, Vuorinen JA, et al. Selegiline as initial treatment in de novo parkinsonian patients. Neurology. 1992; 42: 339-43.
4) Allain H, Pollak P, Neukirch HC. Symptomatic effect of selegiline in de novo Parkinsonian patients. The French selegiline multicenter Trial. Mov Disord. 1993; 8 Suppl 1: S36-40.
5) Parkinson Study Group. Effects of tocopherol and deprenyl on the progression of disability in early Parkinson's disease. N Engl J Med. 1993; 328: 176-83.
6) Pålhagen S, Heinonen EH, Hägglund J, et al. Selegiline delays the onset of disability in de novo parkinsonian patients. Swedish Parkinson Study Group. Neurology. 1998; 51: 520-5.
7) Pålhagen S, Heinonen E, Hägglund J, et al. Selegiline slows the progression of the symptoms of Parkinson disease. Neurology. 2006; 66: 1200-6.
8) Mizuno Y, Kondo T, Kuno S, et al. Early addition of selegiline to L-Dopa treatment is beneficial for patients with Parkinson disease. Clin Neuropharmacol. 2010; 33: 1-4.
9) Parkinson Study Group. Cerebrospinal fluid homovanillic acid in the DATATOP study on Parkinson's disease. Arch Neurol. 1995; 52: 237-45.
10) Csanda E, Antal J, Antóny M, et al. Experiences with L-deprenyl in Parkinsonism. J Neural Transm. 1978; 43: 263-9.
11) Schachter M, Marsden CD, Parkes JD, et al. Deprenyl in the management of response fluctuations in patients with Parkinson's disease on levodopa. J Neurol Neurosurg Psychiatry. 1980; 43: 1016-21.
12) Eisler T, Teräväinen H, Nelson R, et al. Deprenyl in Parkinson disease. Neurology. 1981; 31: 19-23.
13) Streifler M, Rabey MJ. Long-term effects of L-deprenyl in chronic levodopa treated parkinsonian patients. J Neural Transm Suppl. 1983; 19: 265-72.
14) Ruggieri S, Denaro A, Meco G, et al. Multicenter trial of L-Deprenyl in Parkinson disease. Ital J Neurol Sci. 1986; 7: 133-7.
15) Presthus J, Berstad J, Lien K. Selegiline (1-deprenyl) and low-dose levodopa treatment of Parkinson's disease. A double-blind crossover trial. Acta Neurol Scand. 1987; 76: 200-3.
16) Golbe LI, Lieberman AN, Muenter MD, et al. Deprenyl in the treatment of symptom fluctuations in advanced Parkinson's disease. Clin Neuropharmacol. 1988; 11: 45-55.

17) Elizan TS, Yahr MD, Moros DA, et al. Selegiline as an adjunct to conventional levodopa therapy in Parkinson's disease. Experience with this type B monoamine oxidase inhibitor in 200 patients. Arch Neurol. 1989; 46: 1280-3.
18) Parkinson's Disease Research Group in the United Kingdom. Comparisons of therapeutic effects of levodopa, levodopa and selegiline, and bromocriptine in patients with early, mild Parkinson's disease: three year interim report. BMJ. 1993; 307: 469-72.
19) Takahashi M, Yuasa R, Imai T, et al. Selegiline (L-deprenyl) and L-dopa treatment of Parkinson's disease: a double-blind trial. Intern Med. 1994; 33: 517-24.
20) Brannan T, Yahr MD. Comparative study of selegiline plus L-dopa-carbidopa versus L-dopa-carbidopa alone in the treatment of Parkinson's disease. Ann Neurol. 1995; 37: 95-8.
21) Myllylä VV, Heinonen EH, Vuorinen JA, et al. Early selegiline therapy reduces levodopa dose requirement in Parkinson's disease. Acta Neurol Scand. 1995; 91: 177-82.
22) Olanow CW, Hauser RA, Gauger L, et al. The effect of deprenyl and levodopa on the progression of Parkinson's disease. Ann Neurol. 1995; 38: 771-7.
23) Przuntek H, Conrad B, Dichgans J, et al. SELEDO: a 5-year long-term trial on the effect of selegiline in early Parkinsonian patients treated with levodopa. Eur J Neurol. 1999; 6: 141-50.
24) Negrotti A, Bizzarri G, Calzetti S. Long-term persistence of symptomatic effect of selegiline in Parkinson's disease. A two-months placebo-controlled withdrawal study. J Neural Transm(Vienna). 2001; 108: 215-9.
25) Baronti F, Davis TL, Boldry RC, et al. Deprenyl effects on levodopa pharmacodynamics, mood, and free radical scavenging. Neurology. 1992; 42: 541-4.
26) Frankel JP, Kempster PA, Stibe CM, et al. A double-blind, controlled study of high-dose L-deprenyl in the treatment of Parkinson's disease. Clin Neuropharmacol. 1989; 12: 448-51.
27) Hubble JP, Koller WC, Waters C. Effects of selegiline dosing on motor fluctuations in Parkinson's disease. Clin Neuropharmacol. 1993; 16: 83-7.
28) Lees AJ. Comparison of therapeutic effects and mortality data of levodopa and levodopa combined with selegiline in patients with early, mild Parkinson's disease. Parkinson's Disease Research Group of the

United Kingdom. BMJ. 1995; 311: 1602-7.
29) Ben-Shlomo Y, Churchyard A, Head J, et al. Investigation by Parkinson's Disease Research Group of United Kingdom into excess mortality seen with combined levodopa and selegiline treatment in patients with early, mild Parkinson's disease: further results of randomised trial and confidential inquiry. BMJ. 1998; 316: 1191-6.
30) Thorogood M, Armstrong B, Nichols T, et al. Mortality in people taking selegiline: observational study. BMJ. 1998; 317: 252-4.
31) Marki-Ikola O, Kilkku O, Heinonen E. Effect of adding selegiline to levodopa in early, mild Parkinson's disease. BMJ. 1996; 312: 702.
32) Macmahon DG, Bland R. Selegiline is effective and safe early stages. BMJ 1996; 312: 703.
33) Silva MT, Watts PM, Jenner P. Parkinson's disease is rarely a primary cause of death. BMJ. 1996; 312: 703.
34) Parkinson Study Group. Mortality in DATATOP: a multicenter trial in early Parkinson's disease. Ann Neurol. 1998; 43: 318-25.
35) Marras C, McDermott MP, Rochon PA, et al. Survival in Parkinson disease: thirteen-year follow-up of the DATATOP cohort. Neurology. 2005; 64: 87-93.
36) Olanow CW, Myllylä VV, Sotaniemi KA, et al. Effect of selegiline on mortality in patients with Parkinson's disease: a meta-analysis. Neurology. 1998; 51: 825-30.
37) Giladi N, McDermott MP, Fahn S, et al. Freezing of gait in PD: prospective assessment in the DATATOP cohort. Neurology. 2001; 56: 1712-21.
38) Shoulson I, Oakes D, Fahn S, et al. Impact of sustained deprenyl (selegiline) in levodopa-treated Parkinson's disease: a randomized placebo-controlled extension of the deprenyl and tocopherol antioxidative therapy of parkinsonism trial. Ann Neurol. 2002; 51: 604-12.
39) Hietanen MH. Selegiline and cognitive function in Parkinson's disease. Acta Neurol Scand. 1991; 84: 407-10.
40) Kieburtz K, McDermott M, Como P, et al. The effect of deprenyl and tocopherol on cognitive performance in early untreated Parkinson's disease. Parkinson Study Group. Neurology. 1994; 44: 1756-9.
41) Churchyard A, Mathias CJ, Boonkongchuen P, et al. Autonomic effects of selegiline: possible cardiovascular toxicity in Parkinson's disease. J Neurol Neurosurg Psychiatry. 1997; 63: 228-34.
42) Churchyard A, Mathias CJ, Lees AJ. Selegiline-induced postural hypotension in Parkinson's disease: a longitudinal study on the effects of drug

withdrawal. Mov Disord. 1999; 14: 246-51.
43) Haapaniemi TH, Kallio MA, Korpelainen JT, et al. Levodopa, bromocriptine and selegiline modify cardiovascular responses in Parkinson's disease. J Neurol. 2000; 247: 868-74.
44) Bhattacharya KF, Nouri S, Olanow CW, et al. Selegiline in the treatment of Parkinson's disease: its impact on orthostatic hypotension. Parkinsonism Relat Disord. 2003; 9: 221-4.
45) Waters CH. Fluoxetine and selegiline—lack of significant interaction. Can J Neurol Sci. 1994; 21: 259-61.
46) Lyytinen J, Kaakkola S, Ahtila S, et al. Simultaneous MAO-B and COMT inhibition in L-Dopa-treated patients with Parkinson's disease. Mov Disord. 1997; 12: 497-505.
47) Fowler JS, Volkow ND, Logan J, et al. Slow recovery of human brain MAO B after L-deprenyl (Selegeline) withdrawal. Synapse. 1994; 18: 86-93.
48) Innis RB, Marek KL, Sheff K, et al. Effect of treatment with L-dopa/carbidopa or L-selegiline on striatal dopamine transporter SPECT imaging with [123I] beta-CIT. Mov Disord. 1999; 14: 436-42.
49) Shults CW, Nasirian F, Ward DM, et al. Carbidopa/levodopa and selegiline do not affect platelet mitochondrial function in early parkinsonism. Neurology. 1995; 45: 344-8.
50) Clarke A, Johnson ES, Mallard N, et al. A new low-dose formulation of selegiline: clinical efficacy, patient preference and selectivity for MAO-B inhibition. J Neural Transm (Vienna). 2003; 110: 1257-71.
51) Waters CH, Sethi KD, Hauser RA, et al. Zydis selegiline reduces off time in Parkinson's disease patients with motor fluctuations: a 3-month, randomized, placebo-controlled study. Mov Disord. 2004; 19: 426-32.
52) Lew MF, Pahwa R, Leehey M, et al. Safety and efficacy of newly formulated selegiline orally disintegrating tablets as an adjunct to levodopa in the management of 'off' episodes in patients with Parkinson's disease. Curr Med Res Opin. 2007; 23: 741-50.
53) Ondo WG, Hunter C, Isaacson SH, et al. Tolerability and efficacy of switching from oral selegiline to Zydis selegiline in patients with Parkinson's disease. Parkinsonism Relat Disord. 2011; 17: 117-8.
54) Parkinson Study Group. A controlled trial of lazabemide (RO19-6327) in untreated Parkinson's disease. Ann Neurol. 1993; 33: 350-6.
55) Parkinson Study Group. A controlled trial of lazabemide (Ro 19-6327) in levodopa-treated Parkinson's disease. Arch Neurol. 1994; 51:

342-7.
56) LeWitt PA, Segel SA, Mistura KL, et al. Symptomatic anti-parkinsonian effects of monoamine oxidase-B inhibition: comparison of selegiline and lazabemide. Clin Neuropharmacol. 1993; 16: 332-7.
57) The Parkinson Study Group. Effect of lazabemide on the progression of disability in early Parkinson's disease. Ann Neurol. 1996; 40: 99-107.
58) Parkinson Study Group. A controlled trial of rasagiline in early Parkinson disease: the TEMPO Study. Parkinson Study Group. Arch Neurol. 2002; 59: 1937-43.
59) Hauser RA, Lew MF, Hurtig HI, et al. Long-term outcome of early versus delayed rasagiline treatment in early Parkinson's disease. Mov Disord. 2009; 24: 564-73.
60) Stern MB, Marek KL, Friedman J, et al. Double-blind, randomized, controlled trial of rasagiline as monotherapy in early Parkinson's disease patients. Mov Disord. 2004; 19: 916-23.
61) Parkinson Study Group. A controlled, randomized, delayed-start study of rasagiline in early Parkinson disease. Arch Neurol. 2004; 61: 561-6.
62) Olanow CW, Rascol O, Hauser R, et al. A double-blind, delayed-start trial of rasagiline in Parkinson's disease. N Engl J Med. 2009; 361: 1268-78.
63) Biglan KM, Schwid S, Eberly S, et al. A double-blind, delayed-start trial of rasagiline in Parkinson's disease. N Engl J Med. 2009; 361: 1268-78.
64) Hauser RA, Silver D, Choudhry A, et al. Randomized, controlled trial of rasagiline as an add-on to dopamine agonists in Parkinson's disease. Mov Disord. 2014; 29: 1028-34.
65) Rabey JM, Sagi I, Huberman M, et al. Rasagiline mesylate, a new MAO-B inhibitor for the treatment of Parkinson's disease: a double-blind study as adjunctive therapy to levodopa. Clin Neuropharmacol. 2000; 23: 324-30.
66) Rascol O, Brooks DJ, Melamed E, et al. Rasagiline as an adjunct to levodopa in patients with Parkinson's disease and motor fluctuations (LARGO, Lasting effect in Adjunct therapy with Rasagiline Given Once daily, study): a randomised, double-blind, parallel-group trial. Lancet. 2005; 365: 947-54.
67) Elmer L, Schwid S, Eberly S, et al. Rasagiline-associated motor improvement in PD occurs without worsening of cognitive and behavioral symptoms. J Neurol Sci. 2006; 248: 78-83.
68) Zhang L, Zhang Z, Chen Y, et al. Efficacy and safety of rasagiline as an

adjunct to levodopa treatment in Chinese patients with Parkinson's disease: a randomized, double-blind, parallel-controlled, multi-centre trial. Int J Neuropsychopharmacol. 2013; 16: 1529-37.
69) Haehner A, Hummel T, Wolz M, et al. Effects of rasagiline on olfactory function in patients with Parkinson's disease. Mov Disord. 2013; 28: 2023-7.
70) Stocchi F, ADAGIO investigators. Benefits of treatment with rasagiline for fatigue symptoms in patients with early Parkinson's disease. Eur J Neurol. 2014; 21: 357-60.
71) Smith KM, Eyal E, Weintraub D, et al. Combined rasagiline and antidepressant use in Parkinson disease in the ADAGIO study: effects on non-motor symptoms and tolerability. JAMA Neurol. 2015; 72: 88-95.
72) Barone P, Santangelo G, Morgante L, et al. A randomized clinical trial to evaluate the effects of rasagiline on depressive symptoms in non-demented Parkinson's disease patients. Eur J Neurol. 2015; 22: 1184-91.

ドパミンアゴニスト

ドパミンアゴニストは，最初麦角製剤が使用され，ブロモクリプチンに抗パーキンソン病効果が示された．その後麦角製剤は長く使用すると心臓の弁膜症を起こすことがあることが知られ，非麦角製剤の使用が一般的となっている．

1 プラミペキソール

A. L-ドーパ未使用例に対する効果

初期の治療に使用したのでは，Hubble らは，セレギリンのみを使用，L-ドーパ未治療のパーキンソン病症例に，4.5 mg までのプラミペキソールを用い9週間の治療を，二重盲検法で検討した．プラミペキソール群 55 例の結果は UPDRS II では，プラセボ群に比し有意であったが，UPDRS III では有意差には至らなかった[1]．起立性低血圧を呈した症例が両群であった．次いで Parkinson Study Group はプラミペキソール 0～6 mg までの単独使用の 10 週間の結果を 264 例について報告しているが，所定の維持量を維持できたのは，4.5 mg 群で 78%，6.0 mg 群で 67%，副作用で昼間の眠気は特に 6 mg 群で多かった．UPDRS の全スコア合計でみると，プラミペキソール群は，5.9～7.0 ポイントの減少，プラセボでは 0.9 ポイントで，その差は有意であった（$P<0.005$）[2]．Shannon らは，L-ドーパを使用していない 335 例のパーキンソン病症例を対象に 4.5 mg までのプラミペキソールまたはプラセボを 24 週まで投与して比較した．プラミペキソールの使用量は平均 3.8 mg で，24 週の UPDRS の II と III の評価はいずれもプラセボに比較して勝っており（$P=$ または <0.0001）[3]，その差は 3 週目からはっきりしてきた．副作用でプラミペキソールのほうが多かったものは，吐き気，不眠，便秘，眠気，幻覚であったという．Holloway らは，プラミペキソールまたは L-ドーパ製剤の 4 年間使用の評価を 2004 年に発表している．調査はまだ L-ドーパ治療を受けていないパーキンソン病で，プラミペキソール（n=151）または L-ドーパ治療（n=150）を受けた症例である．最初の 10 週間は維持量を増やす期間にあて，その後は L-ドーパをオープンで加えてもよい．最終評価は UPDRS のウェアリングオフ，ジスキネジア，すくみ足などで行った．それによるとジスキネジアの発生はプラミペキソールで始めた群 24.5%に対し L-ドーパで始めた群 54%（$P<0.001$），ウェアリン

グオフはそれぞれ47％と62.7％（P＝0.01），すくみ足37.1％と25.3％（P＝0.01）であった．ジスキネジアの頻度は両群で変わらなかった．UPDRSでみた改善度は常にL-ドーパ群のほうが良かった（L-ドーパ群最初に比べ2±15.4ポイントの改善，プラミペキソール群最初に比べ3.2±17.3ポイントの悪化，P＝0.003）．眠気（36％と21％，P＝0.005）と浮腫（42％と15％，P＜0.001）はプラミペキソール群のほうに多かった．以上よりL-ドーパで始めたほうがウェアリングオフとジスキネジアは多くなるが，治療効果は良くなることがわかる[4]．またすくみ足の発生も少ない．また眠気と浮腫は多くなることがわかる．この調査では，プラミペキソールまたはL-ドーパに分けた後10週間は維持量決定の期間とし，その後は必要に応じてオープンでどちらのグループもL-ドーパを加えてよいことになっているが，L-ドーパを加えてからのジスキネジアの頻度は，両群とも変わらないことも示されている[5]．Parkinson Study Groupは，二重盲検終了後2年までの経過を報告しているが，運動系合併症（ウェアリングオフ，オンオフ，ジスキネジア）は最初にL-ドーパ治療を受けた群に多く（68.4％と50.0％），Epworthの眠気スコアはプラミペキソール群のほうが有意に高く（11.3％と8.6％），UPDRSの全スコア合計には有意差はなかったと報告[6]．またその後開発された1日1回の投与ですむプラミペキソールER錠についてもプラセボおよび1日3回投与のプラミペキソール錠と差のないことが報告されている[7]．

　Kieburtzらは，低用量のプラミペキソールでも効果があるかどうかを，L-ドーパ未治療の症例で検討している．311例のパーキンソン病症例に，0.5〜0.75 mgのプラミペキソールを1日2回投与した群と，0.5 mgを1日3回投与した群と，プラセボ群を12週にわたり調査しているが，UPDRS IからIIIのスコアは両群で変わりなく4〜5ポイント改善し，副作用ではプラミペキソール両群とも眠気，疲労，吐き気，便秘，浮腫の頻度がプラセボ群に比し高かった[8]．Poeweら[9]は，プラミペキソールを製剤学的に工夫して，1日1回の投与ですむプラミペキソールERの効果を初期のパーキンソン病症例で検討し，従来のものと変わらない効果であることを報告した．

B．L-ドーパ使用例に対する効果

　プラミペキソールが初めてパーキンソン病に使用され，報告されたのは1995年である．まず進行期パーキンソン病に使用された．Moltoらは単盲検

法で，24例のウェアリングオフのあるパーキンソン病症例に，11週間使用し，UPDRSのPart IIでみたオフ時の症状の改善と，L-ドーパを30%下げる効果を報告している[10]．Liebermanらは，二重盲検法でウェアリングオフのある進行期パーキンソン病患者に使用して，UPDRSによるオフ時間の短縮，オン時，オフ時の症状の改善をみている[11]．Guttmanは，ウェアリングオフのある247例をプラミペキソール，ブロモクリプチン，プラセボに分け，4.5 mgまでのプラミペキソール，30 mgまでのブロモクリプチンを6カ月使用した成績を発表している．UPDRS IIの成績は，プラミペキソールで26.7%（P=0.0002），ブロモクリプチンで14%（P=0.02），プラセボで4.8%，UPDRS IIIは，それぞれ34%（P=0.0006），23.8%（P=0.01），5.7%であった[12]．プラミペキソールとブロモクリプチンの群では，吐き気とジスキネジアが多かった．Printerらは，L-ドーパ長期治療の問題の出ているパーキンソン病症例34例にプラミペキソール，44例にプラセボを投与し，7週間の成績をUPDRSの全スコアの合計でみている．プラミペキソール群では37.3%の減少，プラセボでは12.2%（P<0.001%）であり，プラミペキソール群に多かった副作用は，疲労，ジスキネジア，生き生きとした夢であった[13]．日本ではMizunoらが，2003年に進行期パーキンソン病に対するプラミペキソールの優位性を報告[14]．Möllerらは，ウェアリングオフのある症例174例にプラミペキソール，180例にプラセボを投与した結果を報告しているが，プラミペキソールを投与された群では，二重盲検の終わりにUPDRSのII＋IIIのスコアが30%改善し，オフ時間が約2.5時間短くなったことを報告[15]．

プラミペキソールERについては，L-ドーパで運動症状の動揺の出ている症例に，1日1回の投与で済むプラミペキソールERにても1日3回の従来のプラミペキソールと変わりのないことが報告された[16,17]．二重盲検終了後80週までの長期試験でも効果の持続が報告されている[18]．

C. 振戦に対する効果

個別の症状に対する効果では，振戦に対して61%減弱させると報告されている[19]．Pogarellらは，治療に抵抗性の振戦例に関し，UPDRSの振戦に関連した項目を最終評価項目として，44例のプラミペキソールと40例のプラセボを対照に，7週間の成績を発表している．プラミペキソール群とプラセボ群の振戦スコアの治療前の値は，平均11.9，プラセボでは10.9，治療後では6.1と

9.4で，その差は有意あった（P＜0.0001）と報告[20]．しかし，振戦関連スコアは約半分に改善はしているが，完全にとれたわけではない．

D. 鬱状態に対する効果

鬱状態に関し，初めて報告したのは，Rektorováらで，L-ドーパ使用中41例の鬱状態のある症例に，プラミペキソールまたはペルゴリドを加えて8カ月の経過をみた．Zungの鬱状態のスコアは，両群で有意に低下し，両群に差はなかった．MADRSスコアの改善はプラミペキソール群のみにみられた[21]，Rektorováらも鬱状態に効果のあったことを報告[22]．Lemkeらは，657例のパーキンソン病症例を検討し，軽度の鬱状態は47％にみられ，中等症〜高度の鬱状態は22％にみられたと報告，さらにanhedonia（普通の人が嬉しいと感じるようなことに喜びを感じない）は，全例の45.7％に，鬱状態のあるパーキンソン病症例の79.7％にみられたという．そしてanhedoniaのある症例では運動障害が強く，日常の活動も背限され，anhedoniaのない症例より鬱状態は強く，鬱状態もanhedoniaもプラミペキソールの治療で有意によくなったと報告[23]．Baroneらは，鬱状態の改善が運動障害の改善によるのではないことをみるために，67例の大鬱病を合併したパーキンソン病症例に，プラミペキソール（1.5〜4.5 mg）または鬱の治療薬として定着しているセルトラリン（50 mg）を投与した．Hamilton鬱スコアが8以下に減少した人数は，プラミペキソールで，60.6％，セルトラリンで27.3％（P＝0.006）であった[24]．Leentjensらは，それまでの7つの二重盲検試験結果のメタアナリシスを行い，UPDRSパート1の，moodとmotivationスコアの変化を調べ，それぞれ0より上の評価をしてあるmoodの評価については，480例中改善したのが，プラミペキソールで64.7％，プラセボで43.4％，motivationについては，570例中それぞれ63.2％と45.0％で，プラミペキソールにはmoodおよびmotivationを改善する作用があると述べている[25]．Baroneらは鬱状態を有するパーキンソン病症例につきプラミペキソールおよびプラセボの効果をBeckの鬱スケールで調べ，139例のプラミペキソールを受けた例と，148例のプラセボを受けた群で比較し，Beckの鬱スケールは改善がそれぞれ5.9と4.0で，その差は有意（P＝0.01）であったと報告している[26]．

E. 疲労に対する効果

疲労に関しては，Moritaらが，319例の疲労のある症例のうち24％にプラ

ミペキソールが投与され，Hoehn & Yahr III度未満の症例では，疲労の頻度が低かったと報告（P=0.011）[27]．

F. 病的賭博に対する影響

病的賭博に関する論文が発表されたのは2005年であるが，Doddらは，最近病的賭博を経験した11例のパーキンソン病症例について報告している．そのうち7例では，ドパミンアゴニストを開始するか，維持量を上げて3カ月以内に病的賭博を経験している．4例ではドパミンアゴニストを中止することで賭博は改善している．11例中9例が，プラミペキソールを使用していた[28]．

G. 認知機能への影響

認知機能には影響がなかったことが報告されている[22]．

H. 体重への影響

Kumruらは，体重への影響を28例のパーキンソン病症例で調べ，プラミペキソールにより体重の増加がみられ[29]，limbic領域の食欲領域のD3受容体への影響ではないかと述べている．

I. 線条体ドパミントランスポーターへの影響

線条体ドパミントランスポーターへの影響をみたものでは，Guttmanらが．L-ドーパ未治療の患者について，L-ドーパ（1日300 mgとカルビドーパ75 mg，プラミペキソール1.5 mg），プラセボを投与した症例について，6週後のイメージをPETで報告しているが，L-ドーパ使用者もプラミペキソール使用者も14%から22%の低下を示し，効果の点では良いほうに動いているが，一方ジスキネジアも出やすい方向に動いており，注意を要すると述べている[30]．Parkinson Study Groupでは，L-ドーパ未治療の症例を，プラミペキソール群（1日1.5 mg, n=42），L-ドーパ群（L-ドーパ300 mg, カルビドーパ75 mg, n=40）に分け，二重盲検法で，脳ドパミントランスポーターの変化をSPECTで記録しているが，プラミペキソール群では，最初に比べ34カ月目に19.8%，L-ドーパ群で10.9%の減少，46カ月目に25.5%と16.0%の減少であった[31]．脳ドパミントランスポーターの減少をパーキンソン病の進行の指標ととれば，プラミペキソールを使用したほうが進行が早くなるととれる．

J. L-ドーパ血中濃度への影響

プラミペキソールのL-ドーパ血中濃度への影響をみたものでは，プラミペキソール1.5 mgでも4.5 mgでも影響のないことが報告されている[32]．

K. 他薬物からプラミペキソールへの変換

ブロモクリプチンまたはペルゴリドからプラミペキソールへの変換に関しては，翌日からの変換で問題のないことが報告されている[33]．また即効型のプラミペキソールから1日1回の投与で済むプラミペキソールへの変換も翌日からの変換で問題のないことが報じられている[34,35]．

L. 進行を抑制する効果があるか？

プラミペキソールにパーキンソン病の進行を遅くする作用があるかどうかについては，delayed start という方法でみた調査があるが，進行を遅くする作用はないと報告されている[36]．

M. 副作用

副作用では，眠気が早くから注目されていたが，Hauser らは，二重盲検でプラミペキソールを受けた22例中6例に軽度〜中等度の眠気を生じ，プラセボを受けた18例中2例で同様の症状をみたと報告（$P=0.19$）．37例のオープンラベル継続試験を受けた37例中，21例（57％）が眠気を訴え，そのなか11例（30％）が中等度，3例（8％）が高度であった．眠気を起こしたときの維持量の平均は4.0 ± 0.4 mg（range, 0.75〜4.5 mg）であった．運転中眠りに落ちたのは7例，そのうち2例では交通事故を起こしている[37]．Etminan らは，プラミペキソールまたはロピニロール使用者の眠気のリスクをメタアナリシスで検討しているが，プラセボに比較しての検討では，4つの二重盲検試験でのリスクは4.98倍，L-ドーパ使用者では，L-ドーパのみの症例に対しては，7つの二重盲検試験では，2.06倍のリスクであった[38]．Etminan らは再びプラミペキソールまたはロピニロールの使用者と L-ドーパまたはプラセボの使用者との副作用の比較をメタアナリシスで行っているが，それによるとプラセボに比較して，プラミペキソールの眠気のリスクは2.01倍，ロピニロールのそれは5.73倍であった．また低血圧に関しては，プラミペキソールは1.65倍，ロピニロールは幻覚に関しては，プラミペキソールは5.2倍，ロピニロールは2.75倍，6.46倍であった[39]．L-ドーパ使用者と両薬物の使用者では眠気に差はなかった（L-ドーパでも眠気を起こす）．ロピニロール使用中は眠気と低血圧，プラミペキソール使用中は幻覚に注意が必要と述べている．Baba らは，腎機能に注目し estimate glomerular filtration ratio（eGFR）が 60 mL/min/1.73m^{2}未満が眠気のリスク因子になることを報告[40]．

以上より吐き気，眠気，浮腫，幻覚はプラミペキソール使用中は注意すべき副作用としてあげられる．

N. プラミペキソールに関するまとめ

以上の理由から，プラミペキソールおよびプラミペキソール ER は，Movement Disorder のエビデンスに基づく総説でも，運動症状に対して，早期パーキンソン病患者にも進行期の患者にも efficacious と判断されている．運動症状の動揺の発生を遅らせる作用についてはプラミペキソールは efficacious，1日1回ですむ錠剤は insufficient evidence と結論づけられている[41]．また非運動症状に対しては鬱状態に efficacious と結論づけられている[42]．

L-ドーパを使用したくない症例（軽度の症例，若年の場合）にプラミペキソールを用いるべきか，セレギリンを用いるべきかは難しい問題ではあるが，プラミペキソールに吐き気，眠気，浮腫，幻覚が比較的多いことを考えると，これらの副作用の少ないセレギリンをまず用い，効果が不十分のときプラミペキソールを加え，さらに効果が不十分のときはL-ドーパを使用するのがよいのではないかと考える．

2 ロピニロール

ロピニロールはプラミペキソールと同様非麦角系のドパミンアゴニストで，D2，D3 受容体への作用が強い．

A. L-ドーパ未使用例に対する効果

初期の症例に関しては，Adler らが，セレギリンのみ服用中の症例に，ロピニロール（n=116）（1.5～8 mg を1日3回）またはプラセボ（n=125）を投与，UPDRS III を主要評価項目として6カ月の検討結果を報告，ロピニロール群では24%改善したのに対し，プラセボでは3%の悪化をみた（P<0.001）[43]．副作用は末梢性のドパミン作用によるものであった．Sethi らは6カ月の二重盲検試験を終了したロピニロール群（n=70）とプラセボ群（n=77）の6カ月延長調査の結果を報告しているが，主要評価項目は，治療が不十分とみなされるか，L-ドーパが必要な状態とみなされるかで，それぞれ，ロピニロール群116例中23例（19.8%）と22例（19%），プラセボ群125例中60例（48%），57例（45.6%）でロピニロールのほうが勝っていたと報告[44]．Brooks らは，薬物を用いていない初期例につき，ロピニロール（n=44）とプラセボ（n=

22)の比較を12週行っている．主要評価項目はUPDRSⅢで，ロピニロール群は43.4％の改善，プラセボ群は21.0％の改善でその差は有意（P＝0.018）であった．副作用ではめまい，吐き気，眠気がロピニロール群に多かった[45]．

Korczynらは，初期例（n＝335）につきロピニロール（24 mgまで）とブロモクリプチン（40 mgまで）の効果を3年にわたり検討している．副作用のための脱落例がロピニロールで61/102（60％），ブロモクリプチンで59/112（53％）にみられた．副作用は両群同様であり，UPDRSⅡとⅢの改善は，ロピニロール群で31％，ブロモクリプチン群で22％であったが，有意には至らなかった[46]．

Rascolらは，初期例268例についてロピニロールとL-ドーパの比較をした．症例は，二重盲検の時期を過ぎた後，治療が不十分と思えばオープンでL-ドーパを受けられる．5年間でジスキネジアを発生した率は，ロピニロール群で36/177（20％），L-ドーパ群で40/88（45％）であった（P＜0.001）．ロピニロールの使用量は16.5±6.6 mg＋427±221 mgのL-ドーパ，L-ドーパ群は753±398 mgであった．副作用のため途中で試験を中止せざるを得なかったものは，ロピニロール群48/179（27％），L-ドーパ群29/89（33％）．であった．UPDRSⅢのスコアは最初にL-ドーパに割り振られた症例のほうが良かった[47]．Rascolらは，最初ロピニロール群で始めた群に補助的にL-ドーパを加えた症例のジスキネジアの頻度を調べているが，L-ドーパを加えるとジスキネジアの低さはもう見られなくなると結論している[48]．Hauserらはその10年後の所見を比較しているが，症例数は最初にロピニロールに割り振られた群42，L-ドーパに割り振られた群27と大変少なくなっているが，ジスキネジアがロピニロール群が低く，ジスキネジアが発生する時期までの期間も長かった[49]．

徐放錠については，Stocchiらが通常錠との比較を161例の初期パーキンソン病症例についてクロスオーバーで行っているが，通常錠と同じと結論している[50]．Wattsらは，3年間1日600 mg未満のL-ドーパで治療してきて，問題のあるパーキンソン病症例に，ロピニロール徐放錠を上乗せした場合とでジスキネジアのその後の発生を比較した．それによるとロピニロール上乗せでジスキネジアの発生をみたのは3％であったのに対し，L-ドーパ群（さらに284 mg上乗せ）では17％であった（P＜0.001）[51]．

B. L-ドーパ使用例に対する効果

　最初の報告はRascolらで，二重盲検で46例のL-ドーパで運動症状の動揺がうまくコントロールできない症例に用いて，患者の自己採点ダイアリーで評価し，ロピニロールは患者のオフ時間を短くしたと報告[52]．Liebermanらは，L-ドーパ使用中の症例にロピニロール（n=95）またはプラセボ（n=54）を投与，後にL-ドーパの減量を図り6カ月観察．ロピニロール群ではL-ドーパ使用量を242 mg減らせたのに対し，プラセボ群では51 mg（P<0.001），オフ時間の減少は11.7%と5.1%で（P=0.039），ロピニロール群のほうが大きかった[53]．本邦からは，Mizunoらが，243例のL-ドーパ使用中の症例に対し，0.75〜15 mgのロピニロールがプラセボを上乗せして，UPDRSⅢを主要評価項目として，16週の評価を行った．それによるとUPDRSⅢの改善は，ロピニロールが9.5ポイント，プラセボが4.5ポイントで，その差は有意（P=0.00001）であった．UPDRSⅡ改善スコアは2.7と1.0（P=0.0002）であった[54]．

　Pahwaらは，1日1回の投与で済むロピニロール徐放錠の効果を202例とプラセボ投与例191例にL-ドーパ治療に上乗せして，オフ時間の短縮を主要評価項目として調査しているが，L-ドーパは278 mg減量でき，オフ時間はロピニロール群で2.1時間，プラセボで0.3時間でその差は有意であったと述べている[55]．ロピニロール群に多かった副作用は，ジスキネジア，吐き気，めまい，眠気，幻覚，起立性低血圧であった．Stocchiらも177例のL-ドーパ使用中のパーキンソン病症例に24 mgまでのロピニロール徐放錠を使用し，通常のロピニロール使用者と，オフ時間の20%以上改善を主要消化項目として比較した．それによると徐放錠のほうがオフ時間20%以下に維持できる症例が，通常錠より多かったという[56]．しかし，維持量は徐放錠18.6 mg，通常錠10.4 mgと大分開きがある．アジアでは中国からZhangらが，L-ドーパ使用中の進行例に対し，ロピニロール徐放錠を175例のパーキンソン病症例に24週投与して，プラセボ投与例と，オフ時間を主要項目として検討した．それによるとL-ドーパの減少は徐放錠で95 mg，オフ時間の短縮は2.1時間で，プラセボの0.4時間より有意に長かった[57]．徐放錠で多かった副作用はジスキネジアである．彼らはその後，安全性をみるために24週のオープン試験の結果を報告しているが，それによると，徐放錠の維持量は平均8 mgで，副作用はジスキネジア（6.1%），めまい（4.1%），吐き気（3.4%），幻覚（3.4%），眠気（2.7%），

体重減少（2.4％）であった[58]．

C. 睡眠および早朝のオフ症状に対する効果

Chaudhuri らは，L-ドーパ治療を受けている症例で，問題のある症例にロピニロール徐放錠またはプラセボを投与して夜間の症状に変化があるかどうかをみた．評価はパーキンソン病睡眠スケールによった．睡眠スケールが 100 以下のグループで起床時の運動症状と睡眠の質の項目で，徐放錠のほうがまさっていた[59]．

D. 血中濃度

空腹時と満腹時にロピニロールを投与した状態の比較では，Brefel らが，12 例で検討しているが，満腹時のほうが，C_{max} は 25％（P＜0.002）低く，T_{max} は 2.6 時間遅れ（P＜0.05），AUC（0〜8 時間）もわずかに低かった（P＝0.03）という[60]．L-ドーパとロピニロールの上乗せについては，L-ドーパの血中濃度にも影響なく，ロピニロールを先に投与して，あとから L-ドーパを上乗せしても両者の濃度には違いはなかったと報告されている[61]．

Tompson and Vearer は，ロピニロール徐放錠と通常のものとでの血中動態を比較しているが，徐放錠 8 mg と通常のロピニロール 2.5 を 1 日 3 回服用した場合，AUC（0〜24），C（min）は両者で変わらず，C_{max} は徐放錠で約 12％ 低かったと報告．また食事の関係はないと報告[62]．

E. 線条体フルオロドーパ取り込みに対する影響

PET を用いての検討では，ロピニロールと L-ドーパ群で投与 2 年後の PET の低下は有意差なしと報告されている[63]．Whone らは，初期のパーキンソン病症例にロピニロールまたは L-ドーパを投与してその効果を比べた試験で，162 例の投与前と 2 年後のフルオロドーパの線条体への取り込みを比較して，ロピニロールのほうが取り込み低下がかるかったと報告している（13.4％と 20.3％）．彼らはロピニロールで治療を開始したほうが，進行が遅いと結論している[64]．

F. 徐放錠への切り替え

プラミペキソールからロピニロール徐放錠への切り替えは，翌日からで問題のないことが報告されている[65]．

G. 副作用

Etminan らは，それまでの二重盲検試験の副作用をロピニロールとプラミペ

キソールについて調べ，L-ドーパまたはプラセボ治療を受けた群と比較している．それによると，めまい，吐き気についてはロピニロールとプラミペキソールの間には有意差がなく，低血圧についてはロピニロールがプラミペキソールより4倍高かった（ロピニロールはプラセボに対し6.46倍，プラミペキソールは1.65倍）．幻覚はプラミペキソールのほうが高く，プラセボに対し5.2倍，ロピニロールは2.75倍であった．傾眠はプラセボに対しプラミペキソール2.01倍，ロピニロール5.73倍とプラミペキソールのほうが低かった[66]．

H. ロピニロールに関するまとめ

以上文献を通覧すると，L-ドーパをまだ服用していない場合には，ジスキネジアはきわめて少ないが，L-ドーパ使用例に上乗せするとジスキネジアは最も多い副作用の1つである．その他に起立性低血圧の頻度が高い．他に副作用としてはめまい，眠気，吐き気が多い．ロピニロールは欧米では1日24 mgまで使用が認められているが，本邦では16 mgの使用である．16 mgに最高使用量が支払われている．このようなことは，製薬会社のモラルとして良いことではない．

3 ロチゴチン

ロチゴチンは非麦角性ドパミンアゴニストで，皮膚から吸収されるように作られている．またD1, D2, D3のアゴニストである．1日を通して吸収されるので，貼り替えるのは朝でも，夕方でも，夜でもよい．吸収される量は，24時間に貼付剤に含まれている量の約37％と報告されている[67]．

A. L-ドーパ未使用例に対する効果

L-ドーパ未使用の初期の症例に対しては，Parkinson Study Groupが242例の症例に，プラセボまたは4.5 mg, 9 mg, 13.5 mg, 18 mg含有のロチゴチンパッチを11週間投与し，UPDRSの日常生活動作と運動障害の項目を主要項目として調査した．結果は，ロチゴチン13.5 mgと18 mgでは有意な低下がみられた（プラセボ，0.3±7.7；13.5 mg群，5.1±7.0, P＝0.001；18.0 mg群，5.3±7.0, P＜0.001）[68]．Wattsらは，277例の初期パーキンソン病症例に，プラセボまたは13.5 mg（貼付剤に含まれる量）までのロチゴチンを6カ月投与，UPDRSのPart Ⅱ＋Part Ⅲを主評価項目とした．結果は，ロチゴチングループはプラセボ群に比して5.28±1.18ポイント低かった（P＜0.0001）．副作用

は，貼付部位の反応（44％，プラセボ12％），吐き気（41％，プラセボ17％），眠気（33％，プラセボ20％），めまい（19％，プラセボ13％）であった[69]．Jankovicらは，277例の初期の患者に，プラセボまたは2，4，6 mgのロチゴチンを24週投与，20％以上の改善を示し症例を主評価項目として検討．結果はロチゴチン群48％，プラセボ群19％であった（P＜0.001）．貼付部位の反応が最も頻度の高い副作用であった[70]．その後JankovicのグループのElmerらは，6年までの長期のオープン調査の成績を発表しているが，217例中47％はロチゴチン治療を続けているが，24％は副作用のため中止をした．副作用で多かったのは，眠気（23％，1年に，以下同じ），転倒（17％），浮腫（14％），吐き気（12％），貼付部位の反応（12％）であった．効果がなくて中止したのは6％であった．L-ドーパを使用せずに経過をみているのは26％，ジスキネジアは25％，そのなか83％はL-ドーパを追加してからであった[71]．本邦ではMizunoらが82例のロチゴチン投与例（2～16 mg）と90例のプラセボ投与例についての12週の二重盲検試験が行われ，UPDRS II＋IIIのポイントは，ロチゴチンが8.4±9.7下がったのに対し，プラセボは4.1±8.2ポイントで，その差は有意であった（P＝0.002）[72]．

Giladiらは，ロチゴチンとロピニロールの比較を行っている．初期の患者561名にプラセボ，ロチゴチン（8 mgまで），またはロピニロール（24 mgまで）投与し，UPDRSのII＋IIIの20％改善を主要評価項目として検討．ロチゴチン（52％，プラセボ30％）とロピニロールには有意差はなかったと報告[73]．

B．L-ドーパ使用例に対する効果

ロチゴチンの臨床試験が発表されたのは，2001年が最初で，進行期パーキンソン病を対象にしたものである．Huttonらは，85例のL-ドーパ使用中のパーキンソン病症例に，プラセボまたは4つの異なる量のロチゴチンを貼付して，L-ドーパ使用量の軽減を主評価項目とした．結果は，33.5 mgと67 mgを貼付した場合，それぞれ26％と28％の軽減が得られたという（プラセボは7％）[74]．LeWittらは，例の1日2.5時間以上オフ時間のあるパーキンソン病症例を対象に，プラセボ（n＝120），8 mgのロチゴチン（n＝120）（吸収量），または12 mgのロチゴチン（n＝111）を24週間投与，オフ時間の短縮を主評価項目として検討（PREFER study），結果は，プラセボに比して有意なオフ時間の短縮があり，8 mgで1.8時間，12 mgで1.2時間であった．30％以上の

改善があった有効率はそれぞれ 56.6% と 55.1% であり,プラセボのそれは 34.5% であった.起床後ジスキネジアのみられなかった症例はプラセボの倍であった[75].その後 LeWitt らは,2 つの長期オープン試験(4 年と 6 年でそれぞれ 395 例と 258 例)の結果を報告しているが,検査終了時まで服薬を続けられたのは 48% と 45% であった.最も多かった副作用は,眠気(18% と 25%,1 年に,以下同じ),不眠(5% と 7%),ジスキネジア(4% と 8%),幻覚(18% と 25%),貼付部位の反応(14% と 15%),UPDRS II + III の合計スコアはそれぞれ 2.8 ポイント,0.2 ポイント二重盲検の最初より低かった[76].本邦では,Nomoto らにより,運動の動揺のある 87 例ずつのロチゴチン(16 mg まで)またはプラセボ投与による 12 週の二重盲検試験が行われ,主要評価項目である UPDRS III の値は,ロチゴチン群で 10.1±9.0 ポイント低下したのに対し,プラセボでは 4.4±7.4 ポイントで有意であった($P<0.001$)[77].

Poewe らは,ロチゴチンとプラミペキソールの比較を行っている.対象はウェアリングオフのある進行期パーキンソン病症例である.プラセボ(n=101),ロチゴチン 16 mg まで(n=204),プラミペキソール 4.5 mg まで(n=201)のいずれかを,6 カ月投与し,オフ時間の減少を主要評価項目として検討.オフ時間の減少はロチゴチン 2.5 時間($P<0.0001$),プラミペキソール 2.8 時間($P<0.0001$),プラセボ 0.9 時間であった.ロチゴチンはオフ時間の減少に関し,プラミペキソールと同等の効果があると結論されている[78].本邦では Mizuno らによりロピニロールとの比較が行われ,ロチゴチンはプラセボに対し,UPDRS III のスコアで 6.4±1.2 の差があり有意であった($P<0.001$)が,ロピニロールとは有意差なく,同等の効果であった[79].貼付部位の反応はロチゴチン使用者の 57.7% にみられた.ただ本邦ではロピニロールの維持量が 1 日 15 mg と定められていた点で,欧米の 24 mg より低く論文を通すのに苦労した.

C. 睡眠と早朝のオフ症状に対する効果

Trenkwalder らは,早朝の運動障害と睡眠への影響を調べた.早朝運動障害のある症例に 2～16 mg のロチゴチン(n=190)またはプラセボ(n=97)を,12 週まで投与.早朝薬を飲む前の UPDRS III と modified パーキンソン病睡眠スケールを用いて検討.UPDRS はロチゴチン群 7.0 ポイント減少,プラセボ群 3.9 ポイント($P=0.0002$)であった.また睡眠スケールでみた夜間の睡眠も,

プラセボとの差が 4.26 で有意（P=0.0001）であった[80]．

D．非運動症状への効果

非運動症状への影響をみたものでは，Chaudhuri らは，267 例のパーキンソン病症例に，2〜26 mg のロチゴチンまたはプラセボを投与し，疲労，鬱状態，アンヘドニア，アパシーに効果をみている[81]．

E．消化器系副作用に対する効果

他のアゴニストで消化器系の副作用を示したものは，ロチゴチンに換えると消化器系への副作用が軽減することが報告されている[82]．

F．心機能への影響

ロチゴチンの心機能への影響をみたものでは，心電図の QTc 時間には影響がないとの報告がされている[83]．

G．他薬物からの切り替え

他のドパミンアゴニストからロチゴチンへの変換をみたものでは，ロピニロールからロチゴチンへ 1.5：1（吸収量）の割合で一夜で取り替えても大きな支障はないことが報告された[84]．またプラミペキソールからの変換も翌日からで支障のないことが報告されている[85]．

H．疾患の進行に影響を与える効果があるか？

Delayed start の影響をみたものでは，機能的障害はないか，わずかであるかの薬物を使用していないパーキンソン病症例に，最初の二重盲検でロチゴチン（n=221）とプラセボ（n=125）に分かれ 6 カ月をすぎたら，オープンで両方のグループにロチゴチンを投与した調査の結果の報告があるが，UPDRS II＋III のデータが，最初の平均値を超える期間が，最初にロチゴチンを投与された群では 45 カ月，最初にプラセボを投与された群では，21 カ月と早かった[86]．

I．ロチゴチンに関するまとめ

ロチゴチンは貼付製剤であるため，貼付部位のかゆみ，着色，発赤，水疱形成などにより継続を中止しなければならない症例が約半数いる．消化器系の副作用は経口薬のプラミペキソールやロピニロールよりやや少ないようであるが，これら消化器系の副作用は，それぞれの薬物が吸収されて起きるのが主であるので，貼付製剤であってもなくならない．さらに眠気，めまい，むくみは同じように起きる．しかし，経口薬を飲めない症例には有用な薬物である．

4 アポモルヒネ

　アポモルヒネは非麦角系のドパミンアゴニストで，注射または点滴で使用されている．経口では分解されてしまうので作用はない．点滴はウェアリングオフの強い症例に持続皮下点滴注射で研究的に使用されているが，注射部位の着色などの理由で本邦ではまだ使用されていない．皮下注射は急にオフ状態になった場合のレスキューとして行われている．皮下注射は自分または世話をしている人が可能である．アポモルヒネは作用時間が短く，約1時間であるので，皮下注射を行うと同時か，まもなく経口L-ドーパを飲まなければならない．1回の注射量は3 mgまたはそれより漸増し，オフを脱してオンになる量を急にオフになったときに注射する．注射間隔を2時間あければ1日に何回注射してもよい．

A. オンオフ，ウェアリングオフに対する効果

　Van Laarらは，5例の著明な運動症状の動揺のあるパーキンソン病症例に，二重盲検でアポモルヒネを投与し効果をみた．アポモルヒネの平均使用量は2.7 mg，症状の改善が見られ始まるまでの所要時間は7.3分，効果の持続時間は96分であった．ドンペリドンで前処置を行った以外副作用はみられなかった[87]．LeWittらは，ウェアリングオフの強い546例の症例にオープンでアポモルヒネの皮下注射（2〜10 mg）を12カ月間行い副作用を検討している．平均注射量は4 mgでオフ状態に効果はあったが，187例は副作用のため注射をやめた．副作用は，吐き気，嘔吐，ジスキネジア，めまい，眠気，あくび，幻覚，注射部位の発赤であった[88]．

　本邦からはNomotoらが，16例のウェアリングオフのある症例に，2時間おきにアポモルヒネまたはプラセボを3回皮下に投与した結果を報告．維持量は症例毎にあらかじめ設定．維持量の平均は3.4 mg（2〜6 mg）で，アポモルヒネ投与20分後のUPDRSはアポモルヒネ群のほうが良かった（$P=0.021$）．効果は60分続いた．血中のC_{max}は0.367から0.383時間で得られ，その半減期は0.520から0.793時間であった[89]．

B. 腰折れに対する効果

　Mensikovaらは，パーキンソン病の腰折れ（camptocormia）例5例に1年間のアポモルヒネの皮下注入を行い良い結果を得た．著者らはD1受容体の持続刺激が効いたのではないかと推論[90]．

C. 血中濃度

Nicolleらは，アポモルヒネを皮下注射または静脈注射したときの血中濃度を20例の症例で検討した．腹壁へ皮下注射したときのT_{max}は16±11分で得られ，血漿中半減期は69.7±25.8分であった．AUCは静脈注射でも皮下注射でも変わりなかった．腹壁に注射した場合と大腿に注射した場合は腹壁に注射したほうが多少よかった[91]．

D. 吸入用アポモルヒネ

本邦ではまだ発売されていないが，Grossetらは，吸入用のアポモルヒネの効果を試している．ウェアリングオフのある進行期パーキンソン病症例55例に，2：1の割合でアポモルヒネまたはプラセボを段階的に増量しながら4週間までの効果をみた．UPDRS partⅢの効果は，アポモルヒネ群のほうが良く，平均維持量2.3 mgでUPDRSの改善はアポモルヒネ19.5±13.6，プラセボ9.9±9.6であった（P＝0.023）[92]．

■文献

1) Hubble JP, Koller WC, Cutler NR, et al. Pramipexole in patients with early Parkinson's disease. Clin Neuropharmacol. 1995；18：338-47.
2) Parkinson Study Group. Safety and efficacy of pramipexole in early Parkinson disease. A randomized dose-ranging study. JAMA. 1997；278：125-30.
3) Shannon KM, Bennett JP Jr, Friedman JH. Efficacy of pramipexole, a novel dopamine agonist, as monotherapy in mild to moderate Parkinson's disease. The Pramipexole Study Group. Neurology. 1997；49：724-8.
4) Holloway RG, Shoulson I, Fahn S, et al. Pramipexole vs levodopa as initial treatment for Parkinson disease：a 4-year randomized controlled trial. Arch Neurol. 2004；61：1044-53.
5) Constantinescu R, Romer M, McDermott MP, et al. Impact of pramipexole on the onset of levodopa-related dyskinesias. Mov Disord. 2007；22：1317-9.
6) Parkinson Study Group CALM Cohort Investigators. Long-term effect of initiating pramipexole vs levodopa in early Parkinson disease. Arch Neurol. 2009；66：563-70.
7) Hauser RA, Schapira AH, Rascol O, et al. Randomized, double-blind, multicenter evaluation of pramipexole extended release once daily in early

Parkinson's disease. Mov Disord. 2010; 25: 2542-9.
8) Kieburtz K, Parkinson Study Group PramiBID Investigators. Twice-daily, low-dose pramipexole in early Parkinson's disease: a randomized, placebo-controlled trial. Mov Disord. 2011; 26: 37-44.
9) Poewe W, Rascol O, Barone P, et al. Extended-release pramipexole in early Parkinson disease: a 33-week randomized controlled trial. Neurology. 2011; 77: 759-66.
10) Molho ES, Factor SA, Weiner WJ, et al. The use of pramipexole, a novel dopamine (DA) agonist, in advanced Parkinson's disease. J Neural Transm Suppl. 1995; 45: 225-30.
11) Lieberman A, Ranhosky A, Korts D. Clinical evaluation of pramipexole in advanced Parkinson's disease: results of a double-blind, placebo-controlled, parallel-group study. Neurology. 1997; 49: 162-8.
12) Guttman M. Double-blind comparison of pramipexole and bromocriptine treatment with placebo in advanced Parkinson's disease. International Pramipexole-Bromocriptine Study Group. Neurology. 1997; 49: 1060-5.
13) Pinter MM, Pogarell O, Oertel WH. Efficacy, safety, and tolerance of the non-ergoline dopamine agonist pramipexole in the treatment of advanced Parkinson's disease: a double blind, placebo controlled, randomised, multicentre study. J Neurol Neurosurg Psychiatry. 1999; 66: 436-41.
14) Mizuno Y, Yanagisawa N, Kuno S, et al. Randomized, double-blind study of pramipexole with placebo and bromocriptine in advanced Parkinson's disease. Mov Disord. 2003; 18: 1149-56.
15) Möller JC, Oertel WH, Köster J, et al. Long-term efficacy and safety of pramipexole in advanced Parkinson's disease: results from a European multicenter trial. Mov Disord. 2005; 20: 602-10.
16) Schapira AH, Barone P, Hauser RA, et al. Extended-release pramipexole in advanced Parkinson disease: a randomized controlled trial. Neurology. 2011; 77: 767-74.
17) Mizuno Y, Yamamoto M, Kuno S, et al. Efficacy and safety of extended- versus immediate-release pramipexole in Japanese patients with advanced and L-dopa-undertreated Parkinson disease: a double-blind, randomized trial. Clin Neuropharmacol. 2012; 35: 174-81.
18) Hauser RA, Schapira AH, Barone P, et al. Long-term safety and sustained efficacy of extended-release pramipexole in early and advanced Parkinson's disease. Eur J Neurol. 2014; 21: 736-43.
19) Künig G, Pogarell O, Möller JC, et al. Pramipexole, a nonergot dopamine

agonist, is effective against rest tremor in intermediate to advanced Parkinson's disease. Clin Neuropharmacol. 1999; 22: 301-5.
20) Pogarell O, Gasser T, van Hilten JJ, et al. Pramipexole in patients with Parkinson's disease and marked drug resistant tremor: a randomised, double blind, placebo controlled multicentre study. J Neurol Neurosurg Psychiatry. 2002; 72: 713-20.
21) Rektorová I, Rektor I, Bares M, et al. Pramipexole and pergolide in the treatment of depression in Parkinson's disease: a national multicentre prospective randomized study. Eur J Neurol. 2003; 10: 399-406.
22) Rektorová I, Rektor I, Bares M, et al. Cognitive performance in people with Parkinson's disease and mild or moderate depression: effects of dopamine agonists in an add-on to L-dopa therapy. Eur J Neurol. 2005; 12: 9-15.
23) Lemke MR, Brecht HM, Koester J, et al. Anhedonia, depression, and motor functioning in Parkinson's disease during treatment with pramipexole. J Neuropsychiatry Clin Neurosci. 2005; 17: 214-20.
24) Barone P, Scarzella L, Marconi R, et al. Pramipexole versus sertraline in the treatment of depression in Parkinson's disease: a national multicenter parallel-group randomized study. J Neurol. 2006; 253: 601-7.
25) Leentjens AF, Koester J, Fruh B, et al. The effect of pramipexole on mood and motivational symptoms in Parkinson's disease: a meta-analysis of placebo-controlled studies. Clin Ther. 2009; 31: 89-98.
26) Barone P, Poewe W, Albrecht S, et al. Pramipexole for the treatment of depressive symptoms in patients with Parkinson's disease: a randomised, double-blind, placebo-controlled trial. Lancet Neurol. 2010; 9: 573-80.
27) Morita A, Okuma Y, Kamei S, et al. Pramipexole reduces the prevalence of fatigue in patients with Parkinson's disease. Intern Med. 2011; 50: 2163-8.
28) Dodd ML, Klos KJ, Bower JH, et al. Pathological gambling caused by drugs used to treat Parkinson disease. Arch Neurol. 2005; 62: 1377-81.
29) Kumru H, Santamaria J, Valldeoriola F, et al. Increase in body weight after pramipexole treatment in Parkinson's disease. Mov Disord. 2006; 21: 1972-4.
30) Guttman M, Stewart D, Hussey D, et al. Influence of L-dopa and pramipexole on striatal dopamine transporter in early PD. Neurology. 2001; 56: 1559-64.
31) Parkinson Study Group. Dopamine transporter brain imaging to assess

the effects of pramipexole vs levodopa on Parkinson disease progression. JAMA. 2002; 287: 1653-61.
32) Kompoliti K, Adler CH, Raman R, et al. Gender and pramipexole effects on levodopa pharmacokinetics and pharmacodynamics. Neurology. 2002; 58: 1418-22.
33) Goetz CG, Blasucci L, Stebbins GT. Switching dopamine agonists in advanced Parkinson's disease: is rapid titration preferable to slow? Neurology. 1999; 52: 1227-9.
34) Rascol O, Barone P, Hauser RA, et al. Efficacy, safety, and tolerability of overnight switching from immediate- to once daily extended-release pramipexole in early Parkinson's disease. Mov Disord. 2010; 25: 2326-32.
35) Schapira AH, Barone P, Hauser RA, et al. Success rate, efficacy, and safety/tolerability of overnight switching from immediate- to extended-release pramipexole in advanced Parkinson's disease. Eur J Neurol. 2013; 20: 180-7.
36) Schapira AH, McDermott MP, Barone P, et al. Pramipexole in patients with early Parkinson's disease (PROUD): a randomised delayed-start trial. Lancet Neurol. 2013; 12: 747-55.
37) Hauser RA, Gauger L, Anderson WM, et al. Pramipexole-induced somnolence and episodes of daytime sleep. Mov Disord. 2000; 15: 658-63.
38) Etminan M, Samii A, Takkouche B, et al. Increased risk of somnolence with the new dopamine agonists in patients with Parkinson's disease: a meta-analysis of randomised controlled trials. Drug Saf. 2001; 24: 863-8.
39) Etminan M, Gill S, Samii A. Comparison of the risk of adverse events with pramipexole and ropinirole in patients with Parkinson's disease: a meta-analysis. Drug Saf. 2003; 26: 439-44.
40) Baba Y, Higuchi MA, Fukuyama K, et al. Effect of chronic kidney disease on excessive daytime sleepiness in Parkinson disease. Eur J Neurol. 2011; 18: 1299-303.
41) Fox SH, Katzenschlager R, Lim SY, et al. The Movement Disorder Society Evidence-Based Medicine Review Update: Treatments for the motor symptoms of Parkinson's disease. Mov Disord. 2011; 26 Suppl 3: S2-41.
42) Seppi K, Weintraub D, Coelho M, et al. The Movement Disorder Society Evidence-Based Medicine Review Update: Treatments for the non-motor symptoms of Parkinson's disease. Mov Disord. 2011; 26 Suppl 3: S42-80.

43) Adler CH, Sethi KD, Hauser RA, et al. Ropinirole for the treatment of early Parkinson's disease. The Ropinirole Study Group. Neurology. 1997; 49: 393-9.
44) Sethi KD, O'Brien CF, Hammerstad JP, et al. Ropinirole for the treatment of early Parkinson disease: a 12-month experience. Ropinirole Study Group. Arch Neurol. 1998; 55: 1211-6.
45) Brooks DJ, Abbott RJ, Lees AJ, et al. A placebo-controlled evaluation of ropinirole, a novel D2 agonist, as sole dopaminergic therapy in Parkinson's disease. Clin Neuropharmacol. 1998; 21: 101-7.
46) Korczyn AD, Brunt ER, Larsen JP, et al. A 3-year randomized trial of ropinirole and bromocriptine in early Parkinson's disease. The 053 Study Group. Neurology. 1999; 53: 364-70.
47) Rascol O, Brooks DJ, Korczyn AD, et al. A five-year study of the incidence of dyskinesia in patients with early Parkinson's disease who were treated with ropinirole or levodopa. N Engl J Med. 2000; 342: 1484-91.
48) Rascol O, Brooks DJ, Korczyn AD, et al. Development of dyskinesias in a 5-year trial of ropinirole and L-dopa. Mov Disord. 2006; 21: 1844-50.
49) Hauser RA, Rascol O, Korczyn AD, et al. Ten-year follow-up of Parkinson's disease patients randomized to initial therapy with ropinirole or levodopa. Mov Disord. 2007; 22: 2409-17.
50) Stocchi F, Hersh BP, Scott BL, et al. Ropinirole 24-hour prolonged release and ropinirole immediate release in early Parkinson's disease: a randomized, double-blind, non-inferiority crossover study. Curr Med Res Opin. 2008; 24: 2883-95.
51) Watts RL, Lyons KE, Pahwa R, et al. Onset of dyskinesia with adjunct ropinirole prolonged-release or additional levodopa in early Parkinson's disease. Mov Disord. 2010; 25: 858-66.
52) Rascol O, Lees AJ, Senard JM, et al. Ropinirole in the treatment of levodopa-induced motor fluctuations in patients with Parkinson's disease. Clin Neuropharmacol. 1996; 19: 234-45.
53) Lieberman A, Olanow CW, Sethi K, et al. A multicenter trial of ropinirole as adjunct treatment for Parkinson's disease. Ropinirole Study Group. Neurology. 1998; 51: 1057-62.
54) Mizuno Y, Abe T, Hasegawa K, et al. Ropinirole is effective on motor function when used as an adjunct to levodopa in Parkinson's disease: STRONG study. Mov Disord. 2007; 22: 1860-5.
55) Pahwa R, Stacy MA, Factor SA, et al. Ropinirole 24-hour prolonged

release: randomized, controlled study in advanced Parkinson disease. Neurology. 2007; 68: 1108-15.
56) Stocchi F, Giorgi L, Hunter B, et al. PREPARED: Comparison of prolonged and immediate release ropinirole in advanced Parkinson's disease. Mov Disord. 2011; 26: 1259-65.
57) Zhang Z, Wang J, Zhang X, et al. The efficacy and safety of ropinirole prolonged release tablets as adjunctive therapy in Chinese subjects with advanced Parkinson's disease: a multicenter, double-blind, randomized, placebo-controlled study. Parkinsonism Relat Disord. 2013; 19: 1022-6.
58) Zhang Z, Wang J, Zhang X, et al. An open-label extension study to evaluate the safety of ropinirole prolonged release in Chinese patients with advanced Parkinson's disease. Curr Med Res Opin. 2015; 31: 723-30.
59) Chaudhuri RK, Martinez-Martin P, et al. Improvements in nocturnal symptoms with ropinirole prolonged release in patients with advanced Parkinson's disease. Eur J Neurol. 2012; 19: 105-13.
60) Brefel C, Thalamas C, Rayet S, et al. Effect of food on the pharmacokinetics of ropinirole in parkinsonian patients. Br J Clin Pharmacol. 1998; 45: 412-5.
61) Taylor AC, Beerahee A, Citerone DR, et al. Lack of a pharmacokinetic interaction at steady state between ropinirole and L-dopa in patients with Parkinson's disease. Pharmacotherapy. 1999; 19: 150-6.
62) Tompson DJ, Vearer D. Steady-state pharmacokinetic properties of a 24-hour prolonged-release formulation of ropinirole: results of two randomized studies in patients with Parkinson's disease. Clin Ther. 2007; 29: 2654-66.
63) Rakshi JS, Pavese N, Uema T, et al. A comparison of the progression of early Parkinson's disease in patients started on ropinirole or L-dopa: an 18 F-dopa PET study. J Neural Transm (Vienna). 2002; 109: 1433-43.
64) Whone AL, Watts RL, Stoessl AJ, et al. Slower progression of Parkinson's disease with ropinirole versus levodopa: The REAL-PET study. Ann Neurol. 2003; 54: 93-101.
65) Lyons KE, Pahwa R. An open-label conversion study of pramipexole to ropinirole prolonged release in Parkinson's disease. Mov Disord. 2009; 24: 2121-7.
66) Etminan M, Gill S, Samii A. Comparison of the risk of adverse events with pramipexole and ropinirole in patients with Parkinson's disease: a

meta-analysis. Drug Saf. 2003; 26: 439-44.
67) Elshoff JP, Cawello W, Andreas JO, et al. An update on pharmacological, pharmacokinetic properties and drug-drug interactions of rotigotine transdermal system in Parkinson's disease and restless legs syndrome. Drugs. 2015; 75: 487-501.
68) Parkinson Study Group. A controlled trial of rotigotine monotherapy in early Parkinson's disease. Arch Neurol. 2003; 60: 1721-8.
69) Watts RL, Jankovic J, Waters C, et al. Randomized, blind, controlled trial of transdermal rotigotine in early Parkinson disease. Neurology. 2007; 68: 272-6.
70) Jankovic J, Watts RL, Martin W, et al. Transdermal rotigotine: double-blind, placebo-controlled trial in Parkinson disease. Arch Neurol. 2007; 64: 676-82.
71) Elmer LW, Surmann E, Boroojerdi B, et al. Long-term safety and tolerability of rotigotine transdermal system in patients with early-stage idiopathic Parkinson's disease: a prospective, open-label extension study. Parkinsonism Relat Disord. 2012; 18: 488-93.
72) Mizuno Y, Nomoto M, Kondo T, et al. Transdermal rotigotine in early stage Parkinson's disease: a randomized, double-blind, placebo-controlled trial. Mov Disord. 2013; 28: 1447-50.
73) Giladi N, Boroojerdi B, Korczyn AD, et al. Rotigotine transdermal patch in early Parkinson's disease: a randomized, double-blind, controlled study versus placebo and ropinirole. Mov Disord. 2007; 22: 2398-404.
74) Hutton JT, Metman LV, Chase TN, et al. Transdermal dopaminergic D(2) receptor agonist therapy in Parkinson's disease with N-0923 TDS: a double-blind, placebo-controlled study. Mov Disord. 2001; 16: 459-63.
75) LeWitt PA, Lyons KE, Pahwa R, et al. Advanced Parkinson disease treated with rotigotine transdermal system: PREFER Study. Neurology. 2007; 68: 1262-7.
76) LeWitt PA, Boroojerdi B, Surmann E, et al. Rotigotine transdermal system for long-term treatment of patients with advanced Parkinson's disease: results of two open-label extension studies, CLEOPATRA-PD and PREFER. J Neural Transm (Vienna). 2013; 120: 1069-81.
77) Nomoto M, Mizuno Y, Kondo T, et al. Transdermal rotigotine in advanced Parkinson's disease: a randomized, double-blind, placebo-controlled trial. J Neurol. 2014; 261: 1887-93.
78) Poewe WH, Rascol O, Quinn N, et al. Efficacy of pramipexole and trans-

dermal rotigotine in advanced Parkinson's disease: a double-blind, double-dummy, randomised controlled trial. Lancet Neurol. 2007; 6: 513-20.
79) Mizuno Y, Nomoto M, Hasegawa K, et al. Rotigotine vs ropinirole in advanced stage Parkinson's disease: a double-blind study. Parkinsonism Relat Disord. 2014; 20: 1388-93.
80) Trenkwalder C, Kies B, Rudzinska M, et al. Rotigotine effects on early morning motor function and sleep in Parkinson's disease: a double-blind, randomized, placebo-controlled study (RECOVER). Mov Disord. 2011; 26: 90-9.
81) Chaudhuri RK, Martinez-Martin P, Antonini A, et al. Rotigotine and specific non-motor symptoms of Parkinson's disease: post hoc analysis of RECOVER. Parkinsonism Relat Disord. 2013; 19: 660-5.
82) Woitalla D, Kassubek J, Timmermann L, et al. Reduction of gastrointestinal symptoms in Parkinson's disease after a switch from oral therapy to rotigotine transdermal patch: a non-interventional prospective multicenter trial. Parkinsonism Relat Disord. 2015; 21: 199-204.
83) Malik M, Andreas JO, Hnatkova K, et al. Thorough QT/QTc study in patients with advanced Parkinson's disease: cardiac safety of rotigotine. Clin Pharmacol Ther. 2008; 84: 595-603.
84) Kim HJ, Jeon BS, Lee WY, et al. Overnight switch from ropinirole to transdermal rotigotine patch in patients with Parkinson disease. BMC Neurol. 2011; 11: 100.
85) Chung SJ, Kim JM, Kim JW, et al. Switch from oral pramipexole or ropinirole to rotigotine transdermal system in advanced Parkinson's disease: an open-label study. Expert Opin Pharmacother. 2015; 16: 961-70.
86) Timmermann L, Asgharnejad M, Boroojerdi B, et al. Impact of 6-month earlier versus postponed initiation of rotigotine on long-term outcome: post hoc analysis of patients with early Parkinson's disease with mild symptom severity. Expert Opin Pharmacother. 2015; 16: 1423-33.
87) van Laar T, Jansen EN, Essink AW, et al. A double-blind study of the efficacy of apomorphine and its assessment in 'off'-periods in Parkinson's disease. Clin Neurol Neurosurg. 1993; 95: 231-5.
88) LeWitt PA, Ondo WG, Van Lunen B, et al. Open-label study assessment of safety and adverse effects of subcutaneous apomorphine injections in treating "off" episodes in advanced Parkinson disease. Clin Neuropharmacol. 2009; 32: 89-93.
89) Nomoto M, Kubo S, Nagai M, et al. A randomized controlled trial of sub-

cutaneous apomorphine for Parkinson disease: A repeat dose and pharmacokinetic study. Clin Neuropharmacol. 2015; 38: 241-7.
90) Mensikova K, Kaiserova M, Vastik M, et al. Treatment of camptocormia with continuous subcutaneous infusions of apomorphine: 1-year prospective pilot study. J Neural Transm (Vienna). 2015; 122: 835-9.
91) Nicolle E, Pollak P, Serre-Debeauvais F, et al. Pharmacokinetics of apomorphine in parkinsonian patients. Fundam Clin Pharmacol. 1993; 7: 245-52.
92) Grosset KA, Malek N, Morgan F, Grosset DG. Inhaled apomorphine in patients with 'on-off' fluctuations: a randomized, double-blind, placebo-controlled, clinic and home based, parallel-group study. J Parkinsons Dis. 2013; 3: 31-7.

アマンタジン塩酸塩

A. 抗パーキンソン病効果

　アマンタジンは，たまたまインフルエンザにかかったパーキンソン病の患者にアマンタジン（抗インフルエンザ薬として用いられていた）を使用したところ，パーキンソン症状に改善がみられたことから抗パーキンソン病薬の仲間入りをした薬物である[1]．抗パーキンソン作用は，せいぜいで中等度までであり，効く症例と効かない症例がはっきりしており，有効例は5割程度である．Barbeauらは，54例のパーキンソン病患者につき，アマンタジン1日200 mgの効果（単独使用）をプラセボとのクロスオーバー法で調べているが，改善は48％の患者にみられたが，31％では改善がなかったと述べている[2]．改善の度合いはL-ドーパに比して弱かったが，副作用ではL-ドーパに比べ軽かったと述べている．2，3の例ではL-ドーパで十分な改善が得られない症例に対し，アマンタジンの上乗せは有効であると述べている．一方Coxらは，37例のパーキンソン病患者につき，1日100〜400 mgのL-ドーパとアマンタジンの二重盲検試験をクロスオーバー法で行い，L-ドーパで先行治療した群は，著明な効果があり，その後アマンタジンに切り替えても効果がみられたのに対し，アマンタジンで先行治療した群では改善がなく，L-ドーパに切り替えて効果がみられたが，その効果は低かったと述べている[3]．またアマンタジンの長期効果について，Zeldowicz and Hubermannは，77例のパーキンソン病患者につき，平均21カ月の治療で，アマンタジン単独療法は，25％の患者に良好またはそれ以上の結果が得られ，アマンタジンまたはL-ドーパにて満足の得られる改善のなかった37例について，両者の治療を行ったところ改善が得られたと述べている[4]．一方Pillingらは，6例のL-ドーパおよびアマンタジンで治療されているパーキンソン病患者について，12〜24週後にアマンタジンをプラセボに換えたが，その間に臨床症状の悪化はなく，L-ドーパの血中濃度にも悪影響はなかったと報告している[5]．

　Butzerらは，26例のパーキンソン病患者について，二重盲検試験をクロスオーバー法で行い，初期にはプラセボに対して12％の改善を示したものが，12カ月後には改善率にやや減弱を認めたと報告[6]．同じくFahn and Isgreehは，最初70％の有効率であったのが，11カ月目には50％に下がっていたと報

告[7]．Timberlake and Vance は，94例のパーキンソン病患者を，4年間二重盲検試験で調べ，最初の1カ月には著明な改善があったのが，6カ月後にもその効果を保っていた患者はきわめて少なかったと報告．これに対しL-ドーパで治療したグループは3年間にわたり安定した改善を保持と報告[8]．Shannonらは，20例のwearing offのあるパーキンソン病患者にアマンタジン（100～200 mg）を上乗せし，3カ月では65％に改善があったが，1年後にはすべて元の障害度になってしまったと述べている[9]．

以上効果のほどはほとんど1970年代に報告されているが，有効例と非有効例がはっきりしていることと，長期治療により有効例でも，改善率がやや下がってくることを念頭におかなければならないであろう．L-ドーパで治療した場合は，1年で改善率が下がることはあまりない．

B. ジスキネジアに対する効果

L-ドーパによるジスキネジア（interdose dyskinesia）に対してアマンタジンが有効であるとの報告は，1998年Metmanらのものが最初である．彼らは18例のパーキンソン病患者につき，L-ドーパを静注してジスキネジアを起こしておき，そこへ二重盲検クロスオーバ法にて1日300～400 mgのアマンタジンを投与して，60％のジスキネジアの軽減をみたと報告．L-ドーパの効果を妨げるようなことはなく，ウェアリングオフにも改善がみられたという．ジスキネジアの出ている状態ではNMDA受容体の過剰興奮状態があるのではないかと推測している[10]．この過剰興奮を視床下核のグルタミン酸性ニューロンのみで考えるなら，淡蒼球内節のGABAニューロンは興奮が高まり，視床への伝達は障害されると思うが，実際違うので，被殻-淡蒼球内節の直接路のニューロンの過剰興奮がNMDAのブロッカーであるアマンタジンにより抑制されて，ジスキネジアが軽くなると考えねばならないように思う．彼らはその後1年アマンタジンで治療をしてジスキネジアに対する効果がが持続しているかどうかをみているが，1年後でもジスキネジアの改善率は56％で，少なくとも1年は持続していると結論している[11]．Snowらも二重盲検法で24％のジスキネジアスコアの改善をみたと報告[12]．Lugingerらも5週間の二重盲検法で，ジスキネジアのダイアリーで50％の改善をみたと報告[13]．Paciらは，20例の進行期パーキンソン病でpeak dose dyskinesia, diphasic dyskinesia, painful dyskinesiaなどを伴う患者に300 mgのアマンタジンを投与したところ，平均38％のジスキネ

ジアの軽減をみたと報告[14]，アマンタジンの急激な中止で2例に高体温（40℃，39℃）をみたがアマンタジンの再使用で下がったという．Sawada らは，36例のジスキネジアを伴うパーキンソン病症例につき，1日 300 mg のアマンタジンまたは，プラセボを投与，27日の時点で，Rush Dyskinesia Rating Scale で検討しているが，アマンタジン 64%，プラセボ 16% の改善率で，アマンタジンの抗ジスキネジア効果を認めている．UPDRSⅢ のスコアには変化はなかったという[15]．Ory-Magne らも，二重盲検法で，3カ月のアマンタジンの効果を認めている．彼らはさらにジスキネジアに対しアマンタジンを使用中の患者に急にアマンタジンをやめるとジスキネジアの悪化を招くことがあると述べている[16]．Elahi らは，それまでの 11 報のアマンタジンのジスキネジアに対する報告のメタアナリシスを報告しているが，短期間での効果はあると結論している[17]．

　Thomas らは，アマンタジンのジスキネジアに対する効果が，どのくらい続くかをみるために，40 例の peak dose dyskinesia または diphasic dyskinesia を伴うパーキンソン病患者に，半数はアマンタジン 300 mg，半数にはプラセボを投与し，1年間の二重盲検試験を行った．またジスキネジアスコアが悪化した場合は，試験を中止することとした．結果はアマンタジン投与 15 日後にはジスキネジアスコアに 45% の改善が得られたが，平均 8 カ月で元のスコアに戻ってしまったという[18]．また急激なアマンタジンの中止により 11 例では，ジスキネジアの 10〜20% の悪化が 11 例にみられたという．

　一方 da Silva-Júnior らは，アマンタジンのジスキネジアに対する効果で，Clinical Dyskinesia Rating Scale のスコアには変化はなかったが，ジスキネジアの出ている時間が短縮したと述べている[19]．Wolf らは，アマンタジンのジスキネジアに対する効果が 1 年後でもまだみられるかを検討するため，32 例のパーキンソン病患者で，1 年間アマンタジンをジスキネジアに対し使用してきた患者を対象に，二重盲検でアマンタジンかプラセボ切り替え，3 週間後に UPDRS 33＋34 で検討した．アマンタジンに切り替えたグループでは，最初 3.2 であったのが，3.6 に上がり，プラセボに置き換わった群では，3.06 が，4.28 に上がった．この結果より 1 年後でも効果は保たれていると結論（$P=0.02$）[20]．

C. すくみ足に対する効果

　すくみ足に対してはアマンタジン（400 mg）を 2 日間静注してすくみ足に

対する効果をみた報告があるが，すくみ足に対しては効果がなかった[21]．一方 Lee らは，5 日間静注でアマンタジンを投与直後と 1 カ月後で，すくみ足に対する効果を 40 例のパーキンソン病症例に対し，Freezing of gait questionnaire (FOG-Q) score と UPDRS で検討しているが，1 カ月後のスコアで，UPDRS Ⅱ のすくみ足スコアと FOG-Q のベッドからの起き上がりスコアに改善をみたという[22]．一方 SFNDBS をやった患者の歩行障害について，アマンタジンが有効であったとの報告がある．言語障害，突進現象に対するスコアに改善はみなかったが，76.1％の患者が，言語の主観的な改善をみたという[23]．

D. 衝動抑制障害に対する影響

Impulse control disorder に関する研究では，Weintraub らは，アマンタジン使用者（n=728）と非使用者（n=2,357）での ICD の頻度を調べ，全 ICD 患者は，17.6％に対し 12.4％とアマンタジン使用者のほうが高く，特に compulsive gambling の頻度は，7.4％に対し 4.2％とアマンタジン使用者のほうに高かった．この差は L-ドーパ，ドパミンアゴニストの使用量を補正しても認められた[24]．一方 Fasano らは，アマンタジンがジスキネジアに効くことのアナロジーから，アマンタジンが punding に効かないかとの検討を行っているが，10 例中アマンタジンの効いた例が 4 例，L-ドーパの減量で効いた例が 2 例，クエチアピンが効いた例が 2 例であったと報告[25]．

E. 認知機能への影響

アマンタジンの認知機能への影響を調べたものでは，視覚による識別課題で P300 の潜時が短縮することを述べたものがある[26]．また Inzelberg らは，多数例についてアマンタジンの使用者と非使用者について認知症の起きる頻度を調べた．アマンタジン使用者は 263 例，非使用者は 330 例である．総計 593 例中認知症が現れたのは 116 例（20％）で，認知症が出現するまでの時間は，アマンタジン使用者のほうが有意に長かったという（9.1±5.7 年と 5.9±5.6 年）．Minimental State Examination のスコアもアマンタジン使用者のほうが有意に高かったという（P=0.01）[27]．

F. PET による検討

アマンタジンの効果を PET で検討したものには，Moresco らの報告がある．8 例のパーキンソン病患者に raclopride 結合能をみた研究がある．200 mg のアマンタジンを投与後 10～14 日後に raclopride binding をみているが，L-ドー

パは前日の夜は中止している．結果はアマンタジンにより racloprideタ binding が上昇しており（尾状核で 10%，被殻で 11%，いずれも有意）[28]，その上昇は新たに D2 受容体が新生されたのではないかと述べている．Raclopride binding はドパミン分泌が亢進すると低下し，ドパミン分泌が低下すると亢進する．この結果は，ジスキネジアの改善を示す所見と考えられるが，UPDRS の総スコアはやや改善していたというので，D2 受容体の新生を考えたのではないか？

G. 薬物動態

アマンタジンの薬物動態研究は少ないが，アマンタジンの排泄は腎臓からで，腎障害のある人には，使用量を少なくすること，および血中濃度は指数関数的に上昇し，また個人差があることが報告されている[29]．Nishikawa らは，アマンタジンの血中濃度を投与後 3 時間の時点で計測した．症例は 78 例のパーキンソン病患者，アマンタジンの投与量は，1 日 135.1±62.3 mg，血漿中濃度は，812.5±839.5 ng/mL（range, 91-4,400 ng/mL）であり，腎機能の悪化に伴い上昇したという．さらにミオクローヌス，幻覚，譫妄を呈した例が 3 例あり，血中濃度はいずれも 3,000 ng/mL を超えていた[30]．彼らは血中濃度が 3,000 ng/mL 以下で治療すべきことを報告している．

H. 作用機序

アマンタジンの作用機序で最初に発見されたのは，ドパミンとノルアドレナリンの分泌を促進する作用である[31]．アマンタジンの作用機序について，Bailey and Stone は，その総説で，ドパミンの分泌作用を間接的に増加させることと，ドパミン受容体を直接刺激する可能性を挙げている[32]．

Greenamyre and O'Brien は，初めて NMDA 拮抗薬がパーキンソン病の治療に役立つのではないかと述べている．彼らは視床下核のグルタミン酸性ニューロンの過剰発火が，淡蒼球内節の抑制ニューロンの過剰発火を呼び，視床を介するニューロンに情報が伝わらず動作緩慢を強めているのではないかと考えた．そこで抗コリン薬や塩酸アマンタジンが視床下核ニューロンを抑えるのではないかと考えた[33]．翌年 Stoof らは，アマンタジンは NMDA 受容体を非競争的に阻害することを示し，さらにこれがグルタミン酸過剰による興奮性毒性 (exitotoxity) を和らげることで神経細胞保護につながるのではないかと述べている[34]．さらに Kornhuber らは，常用量のアマンタジンで NMDA 受容体を抑制する濃度が得られることを示している[35]．Uitti らは，250 例のアマンタジン

使用者と，586 例の非使用者の生存率を比較し，アマンタジンの使用が，独立の生存率の高さを示す（P＜0.01）指標であることを示している．さらに 10 年目でみると，Hoehn & Yahr 重症度，認知症の有無でもアマンタジン使用者のほうがまさっていた．彼らはNMDA受容体のブロックがこの結果を示した可能性を挙げている[36]．

I. 副作用

Rivedo reticularis はいち早くみつかった副作用の 1 つである[37]．その他幻覚，錯乱，不眠，めまい，舌のジスキネジアなどが知られている[38]．舌のジスキネジアはアマンタジンの単独使用でおきた症例である．Vollum らは，rivedo reticularis につき，安静仰臥位をとると軽減することから，末梢血管の昇圧物資の低下が原因ではないかと述べている[39]．また高齢者では幻覚，せん妄が出ることがあることが報告されている[40]．さらに浮腫と rivedo reticularis は女子に多く，錯乱と幻視は 1 日 300 mg に達するとすぐ出現することも報告されている[41]．

稀な副作用であるが，アマンタジンを使用して嫉妬妄想にかられた報告がある[42]．末梢では，アマンタジンの使用により感覚ニューロパチーを示した報告がある．この例は 48 歳の女性で，末梢優位の感覚異常，筋力低下，栄養性潰瘍があり，アマンタジンの中止で改善している．著者らは著明な網状青斑のある患者にはニューロパチーの発生に注意するよう述べている．

近年角膜の浮腫をきたす症例が注目されている．Chang らは，52 歳女性で 6 年間アマンタジンを飲み続けた結果角膜の浮腫をきたした症例を報告している[43]．Park and Chuck も 43 歳パーキンソン病患者で，アマンタジンを開始後，視力低下をきたし，スリット鏡で角膜のびまん性浮腫をきたした症例を報告．アマンタジンの中止で回復している[44]．Chang らは，アマンタジン使用者 169 例と対照症例につき，スリットランプで，endothelial cell density を比較し，アマンタジン使用者のほうが，有意に低かったと報告，ただしこのなかに角膜浮腫を呈した患者はなく，この所見が角膜浮腫に結びつくかどうかは不明である[45]．

珍しい例では，アマンタジン使用により，inappropriate secretion of ADH を呈したパーキンソン病症例の報告がある[46]．患者は食欲低下，筋力低下などを呈し，血中 ADH は増加しており，アマンタジンの中止により改善したという．

アマンタジンにより腰折れやPisa症候群をきたした報告はないが，首下がりはある．Kataoka and Uenoは，アマンタジンをやめたら首下がりが消失した例を報告，再投与で首下がりが再現したが，中止により消失した例を報告[47]．

胎児への影響については26例のパーキンソン病患者についての報告があり，その大部分にアマンタジンが使用されていたが，奇形の報告はない[48]．

また高齢者では，アマンタジンを急にやめると，パーキンソン症状がきわめて悪くなることや[49]，急性のせん妄状態に陥ることが報告されている[50]．また高体温（39℃，40℃）を起こすこともある[51]．ジスキネジアの悪化がみられることもある[16,18]．

J. 塩酸アマンタジンに関するまとめ

以上まとめると塩酸アマンタジンは約5割の症例に短期使用の効果はあるが，長期（1年以上）使用によりだんだんその作用ははっきりしなくなる．ジスキネジアに対しては，現在のところ唯一の効果のある薬物療法である．長期成績についてはいろいろ議論されているが，1年後でもある程度の作用を保っているとの成績が多い．作用機序は，現在はMNDAレセプターをブロックするというのが主な作用機序である．

K. その他のグルタメートアンタゴニスト

Bergらは新しい代謝性グルタメート受容体5のインヒビターであるAFQ056（25〜150 mgを1日2回投与）（15例）またはプラセボの効果（16例）を中等度〜高度のジスキネジアのあるパーキンソン病症例にて16日間検討．AFQ056を受けた症例は，プラセボに比し有意なジスキネジアの改善をみた（$P=0.032$）[52]．UPDRS IIIは不変であった．同じくStocchiらは，AFQ056を中等度〜高度にジスキネジアのあるパーキンソン病症例にAFQ056 20〜200 mg（133例）またはプラセボ（64例）を投与し13週間の効果をみた．主要評価項目は修正ジスキネジア評価スケールである．AFQ056とプラセボの差は，評価スケールでの減少がそれぞれ5.2と0.4で有意であった（$P=0.007$）．200 mg群が最も効果があり，ジスキネジア評価スケールの減少のプラセボとの差は3.6（$P=0.012$）であった[53]．

Olsonらは，19例の進行期パーキンソン病症例にガバペンチンあるいはプラセボを投与して比較し，ガバペンチンはUPDRS IIIを改善したが（$P=0.0005$），Hoehn & Yahrのステージは不変と述べている[54]．Van Blercomらは，抗てん

かん薬であるガバペンチンを1日2400 mgまで15例のウェアリングオフとジスキネジアのある進行期の症例に用い，UPDRSⅢの改善をみたが（P＜0.001），ウェアリングオフとジスキネジアには改善はみられなかった[55]．Zippらは，ラモトリジンの効果を20例のパーキンソン病症例に使用したが運動症状の改善はみられなかった[56]．

■文献

1) Schwab RS, England AC Jr, Poskanzer DC, et al. Amantadine in the treatment of Parkinson's disease. JAMA. 1969; 208: 1168-70.
2) Barbeau A, Mars H, Botez MI, et al. Amantadine-HCl (Symmetrel) in the management of Parkinson's disease: a double-blind cross-over study. Can Med Assoc J. 1971; 105: 42-6.
3) Cox B, Danta G, Schnieden H, et al. Interactions of L-dopa and amantadine in patients with Parkinsonism. J Neurol Neurosurg Psychiatry. 1973; 36: 354-61.
4) Zeldowicz LR, Hubermann J. Long-term therapy of Parkinson's disease with amantadine, alone and combined with levodopa. Can Med Assoc J. 1973; 109: 588-93.
5) Pilling JB, Baker J, Iversen LL, et al. Plasma concentrations of L-dopa and 3-methoxydopa and improvement in clinical ratings and motor performance in patients with Parkinsonism treated with L-dopa alone or in combination with amantadine. J Neurol Neurosurg Psychiatry. 1975; 38: 129-35.
6) Butzer JF, Silver DE, Sahs AL. Amantadine in Parkinson's disease. A double-blind, placebo-controlled, crossover study with long-term follow-up. Neurology. 1975; 25: 603-6.
7) Fahn S, Isgreen WP. Long-term evaluation of amantadine and levodopa combination in parkinsonism by double-blind crossover analyses. Neurology. 1975; 25: 695-700.
8) Timberlake WH, Vance MA. Four-year treatment of patients with parkinsonism using amantadine alone or with levodopa. Ann Neurol. 1978; 3: 119-28.
9) Shannon KM, Goetz CG, Carroll VS, et al. Amantadine and motor fluctuations in chronic Parkinson's disease. Clin Neuropharmacol. 1987; 10: 522-6.
10) Metman LV, Del Dotto P, van den Munckhof P, et al. Amantadine as treatment for dyskinesias and motor fluctuations in Parkinson's disease.

Neurology. 1998; 50: 1323-6.
11) Metman LV, Del Dotto P, LePoole K, et al. Amantadine for levodopa-induced dyskinesias: a 1-year follow-up study. Arch Neurol. 1999; 56: 1383-6.
12) Snow BJ, Macdonald L, Mcauley D, et al. The effect of amantadine on levodopa-induced dyskinesias in Parkinson's disease: a double-blind, placebo-controlled study. Clin Neuropharmacol. 2000; 23: 82-5.
13) Luginger E, Wenning GK, Bösch S, et al. Beneficial effects of amantadine on L-dopa-induced dyskinesias in Parkinson's disease. Mov Disord. 2000; 15: 873-8.
14) Paci C, Thomas A, Onofrj M. Amantadine for dyskinesia in patients affected by severe Parkinson's disease. Neurol Sci. 2001; 22: 75-6.
15) Sawada H, Oeda T, Kuno S, et al. Amantadine for dyskinesias in Parkinson's disease: a randomized controlled trial. PLoS One. 2010; 5: e15298.
16) Ory-Magne F, Corvol JC, Azulay JP, et al. Withdrawing amantadine in dyskinetic patients with Parkinson disease: the AMANDYSK trial. Neurology. 2014; 82: 300-7.
17) Elahi B, Phielipp N, Chen R. N-Methyl-D-Aspartate antagonists in levodopa induced dyskinesia: a meta-analysis. Can J Neurol Sci. 2012; 39: 465-72.
18) Thomas A, Iacono D, Luciano AL, et al. Duration of amantadine benefit on dyskinesia of severe Parkinson's disease. J Neurol Neurosurg Psychiatry. 2004; 75: 141-3.
19) da Silva-Júnior FP, Braga-Neto P, Sueli Monte F, et al. Amantadine reduces the duration of levodopa-induced dyskinesia: a randomized, double-blind, placebo-controlled study. Parkinsonism Relat Disord. 2005; 11: 449-52.
20) Wolf E, Seppi K, Katzenschlager R, et al. Long-term antidyskinetic efficacy of amantadine in Parkinson's disease. Mov Disord. 2010; 25: 1357-63.
21) Kim YE, Yun JY, Yang HJ, et al. Intravenous amantadine for freezing of gait resistant to dopaminergic therapy: a randomized, double-blind, placebo-controlled, cross-over clinical trial. PLoS One. 2012; 7: e48890.
22) Lee JY, Oh S, Kim JM, et al. Intravenous amantadine on freezing of gait in Parkinson's disease: a randomized controlled trial. J Neurol. 2013; 260: 3030-8.
23) Chan HF, Kukkle PL, Merello M, et al. Amantadine improves gait in PD

patients with STN stimulation. Parkinsonism Relat Disord. 2013; 19: 316-9.
24) Weintraub D, Sohr M, Potenza MN, et al. Amantadine use associated with impulse control disorders in Parkinson disease in cross-sectional study. Ann Neurol. 2010; 68: 963-8.
25) Fasano A, Ricciardi L, Pettorruso M, et al. Management of punding in Parkinson's disease: an open-label prospective study. J Neurol. 2011; 258: 656-60.
26) Bandini F, Pierantozzi M, Bodis-Wollner I. The visuo-cognitive and motor effect of amantadine in non-Caucasian patients with Parkinson's disease. A clinical and electrophysiological study. J Neural Transm (Vienna). 2002; 109: 41-51.
27) Inzelberg R, Bonuccelli U, Schechtman E, et al. Association between amantadine and the onset of dementia in Parkinson's disease. Mov Disord. 2006; 21: 1375-9.
28) Moresco RM, Volonte MA, Messa C, et al. New perspectives on neurochemical effects of amantadine in the brain of parkinsonian patients: a PET-[(11)C] raclopride study. J Neural Transm (Vienna). 2002; 109: 1265-74.
29) Aoki FY, Sitar DS. Clinical pharmacokinetics of amantadine hydrochloride. Clin Pharmacokinet. 1988; 14: 35-51.
30) Nishikawa N, Nagai M, Moritoyo T, et al. Plasma amantadine concentrations in patients with Parkinson's disease. Parkinsonism Relat Disord. 2009; 15: 351-3.
31) Farnebo LO, Fuxe K, Goldstein M, et al. Dopamine and noradrenaline releasing action of amantadine in the central and peripheral nervous system: a possible mode of action in Parkinson's disease. Eur J Pharmacol. 1971; 16: 27-38.
32) Bailey EV, Stone TW. The mechanism of action of amantadine in Parkinsonism: a review. Arch Int Pharmacodyn Ther. 1975; 216: 246-62.
33) Greenamyre JT, O'Brien CF. N-methyl-D-aspartate antagonists in the treatment of Parkinson's disease. Arch Neurol. 1991; 48: 977-81.
34) Stoof JC, Booij J, Drukarch B. Amantadine as N-methyl-D-aspartic acid receptor antagonist: new possibilities for therapeutic applications? Clin Neurol Neurosurg. 1992; 94 Suppl: S4-6.
35) Kornhuber J, Quack G, Danysz W, et al. Therapeutic brain concentration of the NMDA receptor antagonist amantadine. Neuropharmacology. 1995; 34: 713-21.

36) Uitti RJ, Rajput AH, Ahlskog JE, et al. Amantadine treatment is an independent predictor of improved survival in Parkinson's disease. Neurology. 1996; 46: 1551-6.
37) Shealy CN, Weeth JB, Mercier D. Livedo reticularis in patients with parkinsonism receiving amantadine. JAMA. 1970; 212: 1522-3.
38) Pearce J. Mechanism of action of amantadine. Br Med J. 1971; 3: 529
39) Vollum DI, Parkes JD, Doyle D. Livedo reticularis during amantadine treatment. Br Med J. 1971; 2: 627-8.
40) Postma JU, Van Tilburg W. Visual hallucinations and delirium during treatment with amantadine (Symmetrel). J Am Geriatr Soc. 1975; 23: 212-5.
41) McNamara P, Durso R. Reversible pathologic jealousy (Othello syndrome) associated with amantadine. J Geriatr Psychiatry Neurol. 1991; 4: 157-9.
42) Shulman LM, Minagar A, Sharma K, et al. Amantadine-induced peripheral neuropathy. Neurology. 1999; 53: 1862-5.
43) Chang KC, Kim MK, Wee WR, et al. Corneal endothelial dysfunction associated with amantadine toxicity. Cornea. 2008; 27: 1182-5.
44) Park CY, Chuck RS. Sudden bilateral corneal oedema in a patient with Parkinson's disease. Acta Ophthalmol. 2011; 89: 198-9.
45) Chang KC, Jeong JH, Kim MK, et al. The effect of amantadine on corneal endothelium in subjects with Parkinson's disease. Ophthalmology. 2010; 117: 1214-9.
46) Alonso Navarro H, Sánz-Aiz A, Izquierdo L, et al. Syndrome of inappropriate antidiuretic hormone secretion possibly associated with amantadine therapy in Parkinson disease. Clin Neuropharmacol. 2009; 32: 167-8.
47) Kataoka H, Ueno S. Dropped head associated with amantadine in Parkinson disease. Clin Neuropharmacol. 2011; 34: 48-9.
48) Hagell P, Odin P, Vinge E. Pregnancy in Parkinson's disease: a review of the literature and a case report. Mov Disord. 1998; 13: 34-8.
49) Wilson JA, Farquhar DL, Primrose WR, et al. Long term amantadine treatment. The danger of withdrawal. Scott Med J. 1987; 32: 135.
50) Factor SA, Molho ES, Brown DL. Acute delirium after withdrawal of amantadine in Parkinson's disease. Neurology. 1998; 50: 1456-8.
51) Paci C, Thomas A, Onofrj M. Amantadine for dyskinesia in patients affected by severe Parkinson's disease. Neurol Sci. 2001; 22: 75-6.
52) Berg D, Godau J, Trenkwalder C, et al. AFQ056 treatment of levodopa-induced dyskinesias: results of 2 randomized controlled trials. Mov

Disord. 2011; 26: 1243-50.
53) Stocchi F, Rascol O, Destee A, et al. AFQ056 in Parkinson patients with levodopa-induced dyskinesia: 13-week, randomized, dose-finding study. Mov Disord. 2013; 28: 1838-46.
54) Olson WL, Gruenthal M, Mueller ME, Olson WH. Gabapentin for parkinsonism: a double-blind, placebo-controlled, crossover trial. Am J Med. 1997; 102: 60-6.
55) Van Blercom N, Lasa A, Verger K, et al. Effects of gabapentin on the motor response to levodopa: a double-blind, placebo-controlled, crossover study in patients with complicated Parkinson disease. Clin Neuropharmacol. 2004; 27: 124-8.
56) Zipp F, Bürklin F, Stecker K, et al. Lamotrigine in Parkinson's disease—a double blind study. J Neural Transm Park Dis Dement Sect. 1995; 10: 199-206.

カテコール-O-メチル転移酵素阻害薬

1 エンタカポン

　エンタカポンはドパミンのカテコル環の3位のO-メチル化を阻害する酵素である．エンタカポンは血液脳関門を通らないので，この作用は末梢で働くことを意味する．O-メチル化を受けるとL-ドーパは血液脳幹門を通りにくくなる．したがって本薬を使用するとより多くのL-ドーパが脳に入るようになる．またエンタカポンは末梢で働くため，ウェアリングオフを起こした人が対象となり，これのない人には適応はない．

A. L-ドーパ血中濃度への影響

　Myllyläらは8例のパーキンソン病患者に200 mgのエンタカポンを投与し，L-ドーパ血中濃度への影響を検討した．それによるとL-ドーパのAUCは46％伸び，排出にかかる時間（t1/2 el）は，1.5時間から2時間に伸びた．3-4-dihydroxyphenylacetic acid（DOPAC）のAUCは，122から343に伸びている．HVAはやや減少（455から303に）．これによりエンタカポンはカテコル環の3-Oメチル化を阻害していると結論[1]．また心血管系には異常はなかったと報告．Kaakkolaらは，9例のパーキンソン病患者に最初の日はL-ドーパ製剤のみを投与，2日目から8日目までL-ドーパと一緒に200 mgのエンタカポンを投与（1日3回または4回），L-ドーパのAUCは40％増加（$P<0.05$），T_{max}，C_{max}は不変であった．3-O-メチルドーパのAUCは44％（$P<0.01$），HVAのAUCは26％（$P<0.05$）低下した．9例中4例の患者ではややジスキネジアが増強した[2]．Nuttらは，15例の運動症状の動揺のある15例のパーキンソン病症例に，8週間エンタカポンを投与したところ，L-ドーパ維持量は27％減量でき，L-ドーパの血中濃度は23％増加した．血液3-O-メチルドーパの量は，60％低下した．オン時間は56％増え，1日の77％に．エンタカポンをやめた場合には44％に低下した[3]．

　Lyytinenらは，MAOB阻害剤とCOMT阻害剤両者を用いた場合の臨床効果と血中カテコールアミンおよびその代謝物の動態を13例のパーキンソン病症例でみた．彼らはL-ドーパ製剤にエンタカポンを2週間使用し，その後セレギリンかプラセボを投与，2週間の休薬後セレギリンとプラセボを交換した．エンタカポンはセレギリン投与時もプラセボ投与時も，L-ドーパの臨床効果を高

めた（P＜0.001）．エンタカポンはセレギリンと一緒のほうが，プラセボに比べて臨床効果は高かった（P＜0.01）[4]．エンタカポン使用時は血中ドパミンとDOPACは有意に高く，3-OMDとMHPG（3-methoxy-4-hydroxyphenylethylene glycol）は低下した．これはセレギリン使用時もプラセボ使用時もみられたが，セレギリンはエンタカポンによるDOPACの上昇を部分的に抑えた．血漿ドパミン，ノルアドレナリン値には変化なかった．赤血球のCOMT活性は35％に抑えられ（P＜0.001），血小板MAOはセレギリンによりほとんど測定不可の状態に抑えられた（P＜0.001）．

B. 臨床効果，ウェアリングオフのある症例

Parkinson Study Groupは205例の運動症状の動揺のある（ウェアリングオフのある）パーキンソン病症例205例に，L-ドーパと一緒に200 mgのエンタカポンまたはプラセボを投与，24週にわたり観察した[5]．主要評価項目は覚醒時のオン時間である．最初のオン時間は平均10時間（覚醒時の60.5％）で，エンタカポン使用によりオン時間は5％延長した．Rinneらは，171例のウェアリングオフのある症例にエンタカポンまたはプラセボを用い6カ月の経過をみた．L-ドーパの使用回数は1日4～10回であった．エンタカポンによりオン時間は，9.3±2.2時間から10.7±2.2時間に増え（P＜0.01），オフ時間は5.3±2.2時間から4.2±2.2時間に減少した（P＜0.001）．L-ドーパの維持量はエンタカポン群ではプラセボ群に比し102 mg減少できた（P＜0.01）[6]．

Myllyläらは，長期観察1年の結果を326例のパーキンソン病症例について報告しているが，2/3の症例はL-ドーパと同時にエンタカポン200 mg（1日2～10回），残りはプラセボを受けた．検査結果には異常なく，副作用での中止率はエンタカポン群14％，プラセボ群11％で有意差はなかった．ジスキネジア，口中の乾燥，尿の着色，下痢はエンタカポン群のほうが多かった[7]．LeeらはCOMT遺伝子型とエンタカポンの臨床効果の関係を65例のウェアリングオフのある症例で2カ月間検討．効果はオン時間の延長とオフ時間の短縮でみた．36例（55.4％）はCOMTが高く，22例（33.8％）は中間型，7例（10.8％）は低いタイプであったが，効果との関係はなかった[8]．

Poeweらは，L-ドーパ治療が不十分な301例のパーキンソン病症例につき，24週の二重盲検による観察結果を報告．大部分の患者はウェアリングオフがあった．UPDRS II＋IIIの評価はエンタカポンで改善を示し（P＜0.05），ウェア

リングオフのある症例では，オン時間は1.7時間増加し，オフ時間は1.5時間減少した．プラセボではそれぞれ0.5時間と0.6時間であった（P＜0.05）．L-ドーパ維持量は54 mg減少．プラセボでは27 mg増加（P＜0.05）であった[9]．副作用はジスキネジアの増加（エンタカポン34％，プラセボ26％），吐き気，下痢であった．Reichmannらは，270例の症例にL-ドーパにエンタカポンまたはプラセボを上乗せし，UPDRS IIとPDQ39を主要評価項目として検討，UPDRS IIの値には5週と13週で有意な変化を認めた（エンタカポンで2.3ポイント低下，プラセボでは0.7，P＜0.0001）[10]．しかし，PDQ39には変化なかった．

本邦からはMizunoらが，341例のウェアリングオフのある症例に100 mgまたは200 mgのエンタカポンかプラセボをL-ドーパに上乗せし，覚醒時のオン時間を主要評価項目にした8週の結果報告がある．結果はエンタカポン群ではどちらもオン時間の増加は1.4時間であったに対し，プラセボでは0.5時間で，その差は有意であった（P＜0.05）．エンタカポンに最も多かった副作用はジスキネジアの悪化であった[11]．Fungらは，エンタカポンのQOLへの影響をみるため，L-ドーパ治療中の184例のパーキンソン病症例にエンタカポンまたはプラセボを投与し，PDQ8を主要評価項目として12週間観察．PDQ8のスコアはプラセボに比し1.4ポイント改善した（P＝0.021）[12]．

Destéeらは，ウェアリングオブのある症例につき，エンタカポンを追加するのと，L-ドーパの投与回数を増やすのとどちらが良いかを，オープン試験で1年間の経過をみた．主要評価項目はCGI（clinical global impression of changes）である．それによると1年後にはエンタカポンを加えた群では60％，L-ドーパの飲む回数を増やした群では50％であった．オン時間は両者で増え，L-ドーパ維持量はエンタカポン群で4％減少，L-ドーパの回数を増やした群で3％の増加であった[13]．Tolosaらは，比較的初期のパーキンソン病症例で，ウェアリングオフのある症例につき，エンタカポンとL-ドーパ（95例），あるいはL-ドーパのみ（49例）を投与して3カ月二重盲検で経過をみた．主要評価項目はUPDRS IIである．エンタカポン群は有意差（P＝0.0288）をもって主要評価項目でまさり，UPDRS IIの対照との差は1.5ポイントであったという[14]．

C. 臨床効果　ウェアリングオフのない症例

Brooksらは，運動症状の変動のある症例とない症例についてエンタカポンま

たはプラセボの効果を6カ月にわたり観察した．変動のある患者についてはオン時間の延長，L-ドーパ維持量の減少がみられた．変動のない症例については，UPDRS IIのスコアで評価したが，プラセボに比し有意な減少がみられ，L-ドーパ維持量は40 mg減少した（P＜0.01）[15]．Olanowらは，L-ドーパで安定した改善を示し，運動症状の変動のないパーキンソン病患者にエンタカポンを投与して結果を報告した．その結果はUPDRSでみた症状には変化なかった．しかし，種々のQOLを計るテストではエンタカポン群に有意の改善をみた[16]．

D. ジスキネジアに対する影響

StocchiらはL-ドーパの血中濃度をできるだけ変動が少ないようにすればジスキネジアが減るのではないかと考え，L-ドーパ治療を必要とするに至った747症例にL-ドーパまたはL-ドーパとエンタカポンを投与し134週の結果を報告した．L-ドーパとエンタカポンは，L-ドーパ100 mgに対し200 mgを1日4回3.5時間間隔で投与した．最終評価項目はジスキネジアの発生である．その結果は，エンタカポンを投与した群ではジスキネジアの発生が高く，134週ではエンタカポン群42％，L-ドーパ＋カルビドパ群32％（P＝0.02）であった，この差はドパミンアゴニストを併用した群ではさらに高かった．ウェアリングオフとUPDRS IIIは変わりなかった．L-ドーパの使用量はエンタカポン群のほうが高かった（P＜0.001）．彼らはエンタカポンを最初から併用することによってはジスキネジアの発生は予防できないと結論[17]．さらにOlanowらは，ジスキネジアとウェアリングオフ発生の危険因子になるものかを調べた．L-ドーパの使用量別にみると，400 mg未満が157例，400 mgが310例，401から600 mgまでが201例，600 mgを超えた例が77例で，ジスキネジアとウェアリングオフはこの順番で頻度が増した（どちらもP＜0.001）[18]．そのほかジスキネジアとウェアリングオフの危険因子は，若い症例，UPDRSでの重い症例，女性，住んでいる領域，体重の低い症例，エンタカポンの使用，高いL-ドーパ維持量であった．彼らはジスキネジアとウェアリングオフをできるだけ生じないためには，できるだけ少ない量のL-ドーパでしかし満足のいくL-ドーパ量を用いるべきであると結論している．しかし，これは現実にはなかなか難しいことである．まずこのグループは比較的初期のパーキンソン病で，これからL-ドーパを使おうというグループである．パーキンソン病の患者さんには個人差が大きい，重い人はたくさんのL-ドーパがいる．重い人はジスキネ

ジアを出しやすい．

E．その他の検討

　Zijlmans らは，エンタカポンがアポモルヒネの濃度に影響を与えるかどうかについて検討したが，変わりはなかったと報告[19]．L-ドーパを投与すると血清のホモシステインは少し上昇し，心臓病や脳卒中の危険因子となる．Postuma らは，L-ドーパ治療中の症例にエンタカポンを加えた場合と，葉酸 1 mg とビタミン B_{12} 0.5 mg を加えた場合とで，ホモシステインがどうなるかをみた．その結果はビタミン治療群ではホモシステインは下がったのに対しエンタカポンでは下がらなかったと報告[20]．Triantafyllou らは，L-ドーパ群と L-ドーパ＋エンタカポン群，計 67 例で血清葉酸およびビタミン B_{12} を測定，年齢をマッチさせた対照と比較，L-ドーパのみの症例は対照より葉酸，ビタミン B_{12} とも有意に低く，エンタカポンを加えた群ではさらに低くなり[21]，葉酸とビタミン B_{12} の治療をパーキンソン病に加えることを示唆．

　Godstein らは，エンタカポンが L-ドプスの代謝に影響するかどうかを調べた．12 例の自律神経不全を有するパーキンソン病症例に対し，400 mg の L-ドプスと一緒にプラセボ，200 mg のカルビドパ，またはエンタカポン 200 mg を投与．収縮期血圧はプラセボとエンタカポンの場合は，3 時間後それぞれ 27±8 および 24±9 mm Hg 上昇したが，カルビドパの場合は上昇しなかった．血中ノルアドレナリンもカルビドパでは上昇しなかった[22]．Fukuda らは，すくみ足を示すパーキンソン病 6 例に L-ドプスとエンタカポン 200 mg を，5 例にエンタカポンのみを，5 例に L-ドプスのみを与えてすくみ足に対する効果をみた．L-ドプスとエンタカポンを与えた群のみすくみ足の改善がみられ，改善がみられたのは L-ドーパに不応のすくみ足のみであった[23]．

　Corvol らは，COMT 多型変異とエンタカポンの効果を調べた．33 例のパーキンソン病症例，COMT の高い群（17 例），低い群（16 例），計 30 例に L-ドーパ 100 mg とエンタカポン 200 mg を投与した．結果はベストオンは，高い群では 39±10 分，低い群では 9±9 分で，高い群のほうが良かった（P＝0.04）．AUC は高い群のほうが L-ドーパのみの場合に比し，62±6％の増加，低い群では 34±8％の増加でその差は有意であった（P＝0.01）[24]．

　STRIDE-PD 治験ではエンタカポン使用群に急性心筋梗塞が多かったので，エンタカポン使用者 8,681 名と，対照としてドパミンアゴニストまたは MAOB 阻

害薬使用者 17,362 名の急性心筋梗塞罹患率，脳血管障害，死亡の頻度を調べたが両群に有意差はなかったという[25]．

F. スタレボ®

スタレボ®はメネシット 100 mg，カルビドパ 10 mg（欧米では 25 mg），コムタン 100 mg（欧米では 200 mg）の合剤である．ウェアリングオフのある症例に使うことを目的として作られた，Koller らは，オープン試験ながら，ウェアリングオフのある症例 169 例（うち軽度のジスキネジアのある症例 39 例）について検討した．このうち試験を中止したのは 14 例（8%）で，新たにジスキネジアを発生したのは 11 例（8.5%），ジスキネジアの悪化をみたのは 17 例（43.6%）であった．その他の副作用は吐き気（12.4%），めまい（6.5%），眠気（6.5%）であった．PDQ39 と UPDRS II＋IIIは改善した（$P<0.001$）[26]．Brooks らは，ウェアリングオフのある症例 176 例に，スタレボ®投与群と L-ドーパにエンタカポンを同時投与した群で比較を行い，運動障害は両群で同じであったが，スタレボ®を好む症例が多かったことを述べている[27]．Hauser らは，L-ドーパ治療を必要としている 423 例の初期の症例に，スタレボ®3 錠または L-ドーパ 3 錠を投与し，UPDRS II＋IIIを主要評価項目として 39 週の結果をみている．それによるとスタレボ®を用いた群が，1.7 ポイント勝っていた（$P=0.045$）[28]．これはスタレボ®を用いると L-ドーパを多く処方した結果と同じになり，主要評価項目で $P=0.045$ とはあまり大きな差とはいえない．

2 その他のカテコール-O-メチル転移酵素阻害薬

Ferreira らは，19 例のウェアリングオブの強い進行期パーキンソン病症例に，L-ドーパ・カルビドーパ（1 日 3～7 回），または L-ドーパ・カルビドーパ＋ネビカポン，または L-ドーパ・カルビドーパ＋エンタカポン，または L-ドーパ・カルビドーパ＋プラセボの 4 種の治療をクロスオーバーで行い，それぞれの治療の最終日には L-ドーパ，3-O-メチルドーパの血中濃度と COMT 活性を調べた．結果はネビカポン 75 mg，150 mg，エンタカポン 200 mg を投与した場合には，L-ドーパの血中濃度×時間の範囲は，それぞれ 28.1，48.4，33.3%増加し，3-O-メチルドーパの血中濃度はそれぞれ 59.2，70.8，59.1% 低下した[29]．COMT 活性は，ネビカポン使用時のほうがエンタカポン使用時より低下していた．

Ferreiraらは，1日1回の投与で済むオピカポンの効果を二重盲検法で調べた．40例のL-ドーパにてウェアリングオフのある進行期パーキンソン病症例を4つのグループに分け，それぞれプラセボ，オピカポン5，15，30 mgを28日まで投与し，オフ時間を主要評価項目として検討した．L-ドーパの血中濃度はそれぞれ24.7%，53.9%　65.6%上昇した．COMT活性の低下は52%（5 mg）から80%（30 mg）であった．オフ時間の減少は，それぞれ4.16%（$P>0.05$），29.55%（$P>0.05$），32.71%（$P<0.05$）であった[30]．

■文献

1) Myllylä VV, Sotaniemi KA, Illi A, et al. Effect of entacapone, a COMT inhibitor, on the pharmacokinetics of levodopa and on cardiovascular responses in patients with Parkinson's disease. Eur J Clin Pharmacol. 1993; 45: 419-23.
2) Kaakkola S, Teräväinen H, Ahtila S, et al. Effect of entacapone, a COMT inhibitor, on clinical disability and levodopa metabolism in parkinsonian patients. Neurology. 1994; 44: 77-80.
3) Nutt JG, Woodward WR, Beckner RM, et al. Effect of peripheral catechol-O-methyltransferase inhibition on the pharmacokinetics and pharmacodynamics of levodopa in parkinsonian patients. Neurology. 1994; 44: 913-9.
4) Lyytinen J, Kaakkola S, Ahtila S, et al. Simultaneous MAO-B and COMT inhibition in L-Dopa-treated patients with Parkinson's disease. Mov Disord. 1997; 12: 497-505.
5) Parkinson Study Group. Entacapone improves motor fluctuations in levodopa-treated Parkinson's disease patients. Ann Neurol. 1997; 42: 747-55.
6) Rinne UK, Larsen JP, Siden A, et al. Entacapone enhances the response to levodopa in parkinsonian patients with motor fluctuations. Nomecomt Study Group. Neurology. 1998; 51: 1309-14.
7) Myllylä VV, Kultalahti ER, Haapaniemi H, et al. Twelve-month safety of entacapone in patients with Parkinson's disease. Eur J Neurol. 2001; 8: 53-60.
8) Lee MS, Kim HS, Cho EK, et al. COMT genotype and effectiveness of entacapone in patients with fluctuating Parkinson's disease. Neurology. 2002; 58: 564-7.
9) Poewe WH, Deuschl G, Gordin A, et al. Efficacy and safety of entacapone in Parkinson's disease patients with suboptimal levodopa response: a 6-month randomized placebo-controlled double-blind study in Ger-

many and Austria (Celomen study). Acta Neurol Scand. 2002; 105: 245-55.
10) Reichmann H, Boas J, Macmahon D, et al. Efficacy of combining levodopa with entacapone on quality of life and activities of daily living in patients experiencing wearing-off type fluctuations. Acta Neurol Scand. 2005; 111: 21-8.
11) Mizuno Y, Kanazawa I, Kuno S, et al. Placebo-controlled, double-blind dose-finding study of entacapone in fluctuating parkinsonian patients. Mov Disord. 2007; 22: 75-80.
12) Fung VS, Herawati L, Wan Y, et al. Quality of life in early Parkinson's disease treated with levodopa/carbidopa/entacapone. Mov Disord. 2009; 24: 25-31.
13) Destée A, Rérat K, Bourdeix I. Is there a difference between levodopa/dopa-decarboxylase inhibitor and entacapone and levodopa/dopa-decarboxylase inhibitor dose fractionation strategies in Parkinson's disease patients experiencing symptom re-emergence due to wearing-off? The Honeymoon Study. Eur Neurol. 2009; 61: 69-75.
14) Tolosa E, Hernández B, Linazasoro G, et al. Efficacy of levodopa/carbidopa/entacapone versus levodopa/carbidopa in patients with early Parkinson's disease experiencing mild wearing-off: a randomised, double-blind trial. J Neural Transm (Vienna). 2014; 121: 357-66.
15) Brooks DJ, Sagar H; UK-Irish Entacapone Study Group. Entacapone is beneficial in both fluctuating and non-fluctuating patients with Parkinson's disease: a randomised, placebo controlled, double blind, six month study. J Neurol Neurosurg Psychiatry. 2003; 74: 1071-9.
16) Olanow CW, Kieburtz K, Stern M, et al. Double-blind, placebo-controlled study of entacapone in levodopa-treated patients with stable Parkinson disease. Arch Neurol. 2004; 61: 1563-8.
17) Stocchi F, Rascol O, Kieburtz K, et al. Initiating levodopa/carbidopa therapy with and without entacapone in early Parkinson disease: the STRIDE-PD study. Ann Neurol. 2010; 68: 18-27.
18) Olanow WC, Kieburtz K, Rascol O, et al. Factors predictive of the development of levodopa-induced dyskinesia and wearing-off in Parkinson's disease. Mov Disord. 2013; 28: 1064-71.
19) Zijlmans JC, Debilly B, Rascol O, et al. Safety of entacapone and apomorphine coadministration in levodopa-treated Parkinson's disease patients: pharmacokinetic and pharmacodynamic results of a multicenter, double-blind, placebo-controlled, cross-over study. Mov Disord. 2004; 19: 1006-11.
20) Postuma RB, Espay AJ, Zadikoff C, et al. Vitamins and entacapone in levodopa-induced hyperhomocysteinemia: a randomized controlled

study. Neurology. 2006; 66: 1941-3.
21) Triantafyllou NI, Kararizou E, Angelopoulos E, et al. The influence of levodopa and the COMT inhibitor on serum vitamin B12 and folate levels in Parkinson's disease patients. Eur Neurol. 2007; 58: 96-9.
22) Goldstein DS, Holmes C, Sewell L, et al. Effects of carbidopa and entacapone on the metabolic fate of the norepinephrine prodrug L-DOPS. J Clin Pharmacol. 2011; 51: 66-74.
23) Fukada K, Endo T, Yokoe M, et al. L-threo-3,4-dihydroxyphenylserine (L-DOPS) co-administered with entacapone improves freezing of gait in Parkinson's disease. Med Hypotheses. 2013; 80: 209-12.
24) Corvol JC, Bonnet C, Charbonnier-Beaupel F, et al. The COMT Val-158Met polymorphism affects the response to entacapone in Parkinson's disease: a randomized crossover clinical trial. Ann Neurol. 2011; 69: 111-8.
25) Graham DJ, Williams JR, Hsueh YH, et al. Cardiovascular and mortality risks in Parkinson's disease patients treated with entacapone. Mov Disord. 2013; 28: 490-7.
26) Koller W, Guarnieri M, Hubble J, et al. An open-label evaluation of the tolerability and safety of Stalevo (carbidopa, levodopa and entacapone) in Parkinson's disease patients experiencing wearing-off. J Neural Transm (Vienna). 2005; 112: 221-30.
27) Brooks DJ, Agid Y, Eggert K, et al. Treatment of end-of-dose wearing-off in Parkinson's disease: stalevo (levodopa/carbidopa/entacapone) and levodopa/DDCI given in combination with Comtess/Comtan (entacapone) provide equivalent improvements in symptom control superior to that of traditional levodopa/DDCI treatment. Eur Neurol. 2005; 53: 197-202.
28) Hauser RA, Panisset M, Abbruzzese G, et al. Double-blind trial of levodopa/carbidopa/entacapone versus levodopa/carbidopa in early Parkinson's disease. Mov Disord. 2009; 24: 541-50.
29) Ferreira JJ, Almeida L, Cunha L, et al. Effects of nebicapone on levodopa pharmacokinetics, catechol-O-methyltransferase activity, and motor fluctuations in patients with Parkinson disease. Clin Neuropharmacol. 2008; 31: 2-18.
30) Ferreira JJ, Rocha JF, Falcão A, et al. Effect of opicapone on levodopa pharmacokinetics, catechol-O-methyltransferase activity and motor fluctuations in patients with Parkinson's disease. Eur J Neurol. 2015; 22: 815-25.

ゾニサミド

A. 臨床効果

　ゾニサミドの抗パーキンソン作用に関する最初の報告は Murata らのものである．彼女らは，てんかんを合併したパーキンソン病患者に，てんかん治療も目的で，ゾニサミド 1 日 300 mg を投与したところ，てんかん発作のみならず，パーキンソン病症状にも改善を認めたので，9 例の他の抗パーキンソン病薬に無効の振戦を伴うパーキンソン病患者にゾニサミド（1 日 50〜200 mg）を投与したところ，7 例で症状の改善をみ，特に wearing off に改善をみたという[1]．中西らは，本薬が振戦に有効であることを見出し，9 例中 7 例で振戦の改善をみたという．使用量は大部分の症例で 1 日 100 mg であった[2]．次いで本邦での二重盲検試験が行われ，L-ドーパで満足のいかない患者 326 例に最初の 2 週間プラセボを投与し，その後ゾニサミド 25，50，100 mg またはプラセボを投与し，12 週後の UPDRS Ⅲ で検討した．それによると 25 mg，50 mg の群で，UPDRS Ⅲ がプラセボに勝り，オフ時間の短縮は 50 mg，100 mg でみられた．ジスキネジアの悪化はみられなかった．副作用は 25 mg，50 mg の群ではプラセボと変わらず，100 mg では高かったという[3]．Iijima らは，re-emergent tremor により生活の質が低下していた 73 歳女性のパーキンソン病症例にゾニサミドを用い，re-emergent tremor が著明に改善した症例を報告．彼女らは，表面筋電図により振戦が綺麗に消失した例を報告[4]．その後 Murata らは，2 回目の全国二重盲検試験結果を報告しているが，オフ時間の短縮を主要検討項目として，ゾニサミド 25 mg，50 mg，またはプラセボを 389 例のウェアリングオフを有するパーキンソン病患者に 12 週間投与．その結果は，25 mg も 50 mg もウェアリングオフのオフ時間をプラセボに比べて短縮．副作用として眠気はゾニサミド投与群のほうが高かったが，ジスキネジアおよび幻覚はプラセボと同じであったと報告[5]．

B. その他の作用

　Bermejo らは，ドパミンアゴニストまたは L-ドーパの減量で良くならない impulse control disorder の患者 15 例に，ゾニサミド（25〜200 mg）を用いて著明な改善が得られることを報告[6]．Kataoka and Ueno は，生き生きとした夢と夢をみての乱暴な行為を示すパーキンソン病患者にゾニサミド（25 mg）

を就寝前に用いて良い結果を得た71歳男子症例を報告. パーキンソン病の非運動症状にも効く可能性を述べた[7].

C. 作用機序

Gluckらは, 一側の黒質線条体路に6-hydroxydopamineを投与したラットにゾニサミドを投与し, マイクロダイアリシスでドパミン, DOPAC, HVAを計った. カルビドパを前投与したラットにゾニサミドとL-ドーパを投与すると, 対側への回転行動が増加し, 行動が増加した動物ではDOPACが, 約3倍に増加したという[8]. Asanumaらは, in vitroの系でゾニサミドがドパミンキノンの生成を抑制するころを報告[9]. ただin vivoでこれがどれだけ作用をしているかは不明である.

Arawakaらは, A53Tのα-シヌクレインを発現させたラットの黒質のドパミン性ニューロンの消失の度合いをみた. 単体投与では, 黒質のドパミン神経細胞は著明な低下を示したのに対し, ゾニサミドを投与したラットでは低下の速度が低下した[10]. この結果は, A53Tの黒質神経細胞に対する毒性をある程度予防したともとれるが, ゾニサミドは40 mg/kgという大量を投与している. ヒトの体内でどういう働きをしているかは不明である. Sanoらもマウスに遺伝性パーキンソン病を発現させたモデルで, ゾニサミド投与により, 生食を投与したマウスに比し, 黒質ドパミンニューロンの減少が防げることを報告[11]. さらにTsujiiらは, MPTPによるマウスのパーキンソン病モデルを用い, ゾニサミドはカスペース3活性化を介してER stressを抑制して細胞死を防ぐことを報告[12].

D. まとめ

ゾニサミドは, ヒトでの作用機序はまだ不明である. しかし, 2つの二重盲検試験により, ウェアリングオフのオフ時間を短縮することは明らかとなっている. これにより本邦では1日50 mgまでの使用が認められている. さらにUPDRSIIIの改善が知られ, 症状別では振戦に効くようであるが, これはもう少し二重盲検試験が必要であろう. またこのような安価な薬剤に1錠最高の値段がつけられたことは疑問である.

■ 文献

1) Murata M, Horiuchi E, Kanazawa I. Zonisamide has beneficial effects on Parkinson's disease patients. Neurosci Res. 2001; 41: 397-9.
2) 中西一郎, 河本純子, 三輪英人, 他. パーキンソン病の治療抵抗性振戦に対する zonisamide の効果. 脳神経. 2003; 55: 685-9.
3) Murata M, Hasegawa K, Kanazawa I; Japan Zonisamide on PD Study Group. Zonisamide improves motor function in Parkinson disease: a randomized, double-blind study. Neurology. 2007; 68: 45-50.
4) Iijima M, Osawa M, Kobayashi M, et al. Efficacy of zonisamide in a case of Parkinson's disease with intractable resting and re-emergent tremor. Eur J Neurol. 2011; 18: e43-4.
5) Murata M, Hasegawa K, Kanazawa I, et al. Zonisamide improves wearing-off in Parkinson's disease: A randomized, double-blind study. Mov Disord. 2015; 30: 1343-50.
6) Bermejo PE, Ruiz-Huete C, Anciones B. Zonisamide in managing impulse control disorders in Parkinson's disease. J Neurol. 2010; 257: 1682-5.
7) Kataoka H, Ueno S. Nightmare-enacting behavior responding to zonisamide in early Parkinson's disease. Case Rep Neurol. 2012; 4: 31-3.
8) Gluck MR, Santana LA, Granson H, et al. Novel dopamine releasing response of an anti-convulsant agent with possible anti-Parkinson's activity. J Neural Transm (Vienna). 2004; 111: 713-24.
9) Asanuma M, Miyazaki I, Diaz-Corrales FJ, et al. Preventing effects of a novel anti-parkinsonian agent zonisamide on dopamine quinone formation. Neurosci Res. 2008; 60: 106-13.
10) Arawaka S, Fukushima S, Sato H, et al. Zonisamide attenuates α-synuclein neurotoxicity by an aggregation-independent mechanism in a rat model of familial Parkinson's disease. PLoS One. 2014; 9: e89076.
11) Sano H, Murata M, Nambu A. Zonisamide reduces nigrostriatal dopaminergic neurodegeneration in a mouse genetic model of Parkinson's disease. J Neurochem. 2015; 134: 371-81.
12) Tsujii S, Ishisaka M, Shimazawa M, et al. Zonisamide suppresses endoplasmic reticulum stress-induced neuronal cell damage in vitro and in vivo. Eur J Pharmacol. 2015; 746: 301-7.

イストラデフィリン

A. 作用機序

イストラデフィリンはアデノシン A_{2A} 受容体の拮抗薬で，この受容体は主に線条体間接経路，GABA ニューロンの presynaptic にあり，パーキンソン病ではドパミン低下のため，過剰活動状態になっている GABA ニューロンを，節前の受容体をブロックすることにより，この過剰活動状態を正常な方向へ引き戻すことにより抗パーキンソン病効果をもたらすものである．主に進行期パーキンソン病のウェアリングオフを軽減させることを目的としている[1]．

B. ウェアリングオフのある症例への効果

Bara-Jimenez らは，15 例の進行期パーキンソン病の症例に 80 mg までのイストラデフィリンを用い，6 週の結果をみた．L-ドーパのちょうど良い量を静脈注射し，イストラデフィリン 80 mg の効果をみたのでは，運動症状に変わりはなかったが，低用量の L-ドーパを用いた場合は，運動症状 36％の改善をみた（$P<0.02$）．L-ドーパ単独のときよりもジスキネジアは少なかった（$P<0.05$）．L-ドーパ効果の半減期は 37 分延長した（$P<0.05$）と述べている[2]．運動症状はすべてに改善がみられたが，特に振戦の改善がみられた．

Hauser らは，ジスキネジアのある患者にイストラデフィリン 20 mg（n＝26），イストラデフィリン 40 mg（n＝28），またはプラセボ（n＝29）を投与し 12 週の結果を報告している．覚醒時のオフ時間は，イストラデフィリン使用群で 7.1±2.0％減少したのに対し，プラセボ群では 2.2±2.7％増加した（$P=0.008$）．ジスキネジアのあるオン時間はイストラデフィリン群で増えた（$P=0.002$）[3]．LeWitt らは，著明なウェアリングオフのある症例 114 例イストラデフィリン 1 日 40 mg あるいはプラセボ 58 例の効果を 12 週間検討した．主要評価項目は，覚醒時のオフ時間である．オフ時間はイストラデフィリン群で 1.8±2.8 時間短縮，プラセボ群では 0.6±2.7 時間の短縮で有意であった（$P=0.005$）[4]．

Stacy らは，ウェアリングオフのある症例に，イストラデフィリン 20 mg（n＝163），イストラデフィリン 60 mg（n＝155），またはプラセボ（n＝77）を投与，12 週の経過をみた．主要評価項目はオフ時間である．オフ時間はイストラデフィリン 20 mg 群で 4.35％減少（プラセボに対し $P=0.026$），60 mg 群

で4.49％（P＝0.024）減少した．イストラデフィリンの主な副作用はジスキネジア，吐き気，めまい，幻覚であった[5]．Hauserらは，ウェアリングオフのある症例にイストラデフィリン20 mg（n＝116）またはプラセボ（n＝115）を投与，12週の結果をみた．オフ時間はイストラデフィリン群で0.7時間短縮し，プラセボより有意であった（P＝0.03）[6]．

　本邦では，Mizunoらが，ウェアリングオフのある症例に，イストラデフィリン20 mg（n＝119），イストラデフィリン40 mg（n＝125），またはプラセボ（n＝119）を投与し，12週間の経過をみた．主要評価項目は覚醒時のオフ時間である．オフ時間の減少は，イストラデフィリン20 mgで1.31時間（プラセボに対しP＝0.013），イストラデフィリン40 mgで1.58時間（プラセボに対しP＜0.001），プラセボ0.66時間であった．副作用はジスキネジアでイストラデフィリン20 mg群で8.5％，イストラデフィリン40 mg群で6.4％，プラセボ群で2.5％であった[7]．Mizunoらはさらにウェアリングオフのある症例にイストラデフィリン20 mg（n＝123），40 mg（n＝124）またはプラセボ（n＝126）を投与し，12週の結果をみているが，ウェアリングオフの減少はプラセボ群に比して（0.23時間減少），イストラデフィリン20 mg群で0.99時間（P＝0.003），40 mg群で0.96時間（P＝0.003）であった．副作用はジスキネジアでプラセボで4.0％，イストラデフィリン20 mg群で13.0％，イストラデフィリン40 mg群で12.1％であった[8]．さらにKondoらは，上記二重盲検試験後の308例，52週のオープン試験の結果を観察，主に副作用を調べているが，イストラデフィリンによる副作用で多いのは，鼻咽頭炎（24.4％）とジスキネジア（21.4％）であった[9]．

　Pourcherらは，ウェアリングオフのある症例に，イストラデフィリン10 mg（n＝149），20 mg（n＝144），40 mg（n＝145）またはプラセボ（n＝146）を投与，12週の観察を行った．主要評価項目は覚醒時のオフ時間である．主要評価項目では各群に有意差はなかった[10]．

C. ウェアリングオフのない症例への効果

　Fernandezらは，Hoehn & Yahr重症度1〜2.5のL-ドーパおよびドパミンアゴニスト未使用の早期の症例に，イストラデフィリン40 mgまたはプラセボを投与，12週観察．主要評価項目はUPDRS Ⅲである．主要評価項目では有意差はなかったと報告[11]．

■文献

1) Mori A, Shindou T, Ichimura M, et al. The role of adenosine A_{2A} receptors in regulating GABAergic synaptic transmission in striatal medium spiny neurons. J Neurosci 1996; 16: 605-11.
2) Bara-Jimenez W, Sherzai A, Dimitrova T, et al. Adenosine A (2 A) receptor antagonist treatment of Parkinson's disease. Neurology. 2003; 61: 293-6.
3) Hauser RA, Hubble JP, Truong DD; Istradefylline US-001 Study Group. Randomized trial of the adenosine A(2 A)receptor antagonist istradefylline in advanced PD. Neurology. 2003; 61: 297-303.
4) LeWitt PA, Guttman M, Tetrud JW, et al. Adenosine A2A receptor antagonist istradefylline(KW-6002)reduces"off"time in Parkinson's disease: a double-blind, randomized, multicenter clinical trial (6002-US-005). Ann Neurol. 2008; 63: 295-302.
5) Stacy M, Silver D, Mendis T, et al. A 12-week, placebo-controlled study (6002-US-006) of istradefylline in Parkinson disease. Neurology. 2008; 70: 2233-40.
6) Hauser RA, Shulman LM, Trugman JM, et al. Study of istradefylline in patients with Parkinson's disease on levodopa with motor fluctuations. Mov Disord. 2008; 23: 2177-85.
7) Mizuno Y, Hasegawa K, Kondo T, et al. Clinical efficacy of istradefylline (KW-6002) in Parkinson's disease: a randomized, controlled study. Mov Disord. 2010; 25: 1437-43.
8) Mizuno Y, Kondo T; Japanese Istradefylline Study Group. Adenosine A2A receptor antagonist istradefylline reduces daily OFF time in Parkinson's disease. Mov Disord. 2013; 28: 1138-41.
9) Kondo T, Mizuno Y; Japanese Istradefylline Study Group. A long-term study of istradefylline safety and efficacy in patients with Parkinson disease. Clin Neuropharmacol. 2015; 38: 41-6.
10) Pourcher E, Fernandez HH, Stacy M, et al. Istradefylline for Parkinson's disease patients experiencing motor fluctuations: results of the KW-6002-US-018 study. Parkinsonism Relat Disord. 2012; 18: 178-84.
11) Fernandez HH, Greeley DR, Zweig RM, et al. Istradefylline as monotherapy for Parkinson disease: results of the 6002-US-051 trial. Parkinsonism Relat Disord. 2010; 16: 16-20.

サフィナミド

　サフィナミドは，ドパミン作用と非ドパミンを併せもつパーキンソン病の経口治療薬で，モノアミン酸化酵素B阻害作用ももつ．動物ではジスキネジアを抑制することが知られている．

　Stocchiらは，ドパミンアゴニストのみ使用の初期のパーキンソン病病症例に，サフィナミド200 mg（n＝89），100 mg（n＝90），またはプラセボ（n＝90）を投与，24週の経過をみた．最終評価項目はUPDRS Ⅲである．UPDRS Ⅲの低下は，サフィナミド200 mgで平均3.90，100 mgで6.0，プラセボで3.60であった．サフィナミド100 mgはプラセボに比し，有意であったが（P＝0.0419），200 mgは有意ではなかった（P＝0.6504）[1]．Schapiraらは，上記二重盲検試験の続きとして，ドパミンアゴニストのみ使用の初期のパーキンソン病症例227例にサフィナミド100 mg，200 mg，またはプラセボを上乗せして，最初の治療に何らかの上乗せをするまでの期間を観察した．サフィナミド群では平均559日，プラセボ群では平均466日でその差は有意とはならなかった（P＝0.3342）[2]．

　Borgohainらは，中期または晩期のパーキンソン病症例でウェアリングオフのある症例に6カ月サフィナミド50 mgまたは100 mg，あるいはプラセボを投与し経過を観察．サフィナミドはジスキネジアを増さずにオン時間を延長した．さらに18カ月の調査をしており，主要評価項目はジスキネジア評価尺度である．サフィナミドはプラセボに比べジスキネジア評価尺度では変わりなかった．最初に中等度〜高度のジスキネジアのあったグループでは100 mgのサフィナミドで有意な改善があった（P＝0.0317）[3]．引き続きBorgohainらは，運動症状の動揺のあるL-ドーパ使用パーキンソン病症例に，サフィナミド100 mg（n＝224），同50 mg（n＝223）またはプラセボ（n＝224）を投与し，24週の経過をみた．主要評価項目は面倒なジスキネジアのないオン時間である．24週でのオン時間の延長はサフィナミド100 mgで1.36±2.625時間，サフィナミド50 mgで1.37±2.745時間，プラセボで0.97±2.375時間であり，その差は有意であった[4]．今本邦では二重盲検試験が行われている．

■文献
1) Stocchi F, Borgohain R, Onofrj M, et al. A randomized, double-blind, placebo-controlled trial of safinamide as add-on therapy in early Parkinson's disease patients. Mov Disord. 2012; 27: 106-12.
2) Schapira AH, Stocchi F, Borgohain R, et al. Long-term efficacy and safety of safinamide as add-on therapy in early Parkinson's disease. Eur J Neurol. 2013; 20: 271-80.
3) Borgohain R, Szasz J, Stanzione P, et al. Two-year, randomized, controlled study of safinamide as add-on to levodopa in mid to late Parkinson's disease. Mov Disord. 2014; 29: 1273-80.
4) Borgohain R, Szasz J, Stanzione P, et al. Randomized trial of safinamide add-on to levodopa in Parkinson's disease with motor fluctuations. Mov Disord. 2014; 29: 229-37.

まとめ

　以上文献を通覧するとやはりパーキンソン病はL-ドーパ製剤で治療するのが最も良いと思う．60歳未満の発症者は，最初にモノアミン酸化酵素B阻害薬または非麦角系ドパミンアゴニストで治療し，満足のいく効果が得られない場合，L-ドーパ製剤を上乗せする．L-ドーパ製剤は，患者さんに我慢を強いるよりは，患者さんの症状をできるだけとるような量を使用すべきである．食後服用で効果が不十分なら食直前の投与とし，ウェアリングオフが出てからは，オン時間の長さに応じた服用方法を考える．L-ドーパ製剤使用にても取れない振戦に対しては，トリヘキシフェニジル（アーテン®）朝2mgを使用すべきであろう．ゾニサミドを使用してもよいが，振戦に対する効果はアーテン®に劣り，効果のない症例も存在する．

　ウェアリングオフが出てきた症例に対しては，L-ドーパの頻回投与か，モノアミン酸化酵素B阻害薬，カテコール-O-メチル転移酵素阻害薬，ドパミンアゴニスト，ゾニサミド，イストラデフィリン，抗コリン薬などの投与，またはL-ドーパの頻回投与との組み合わせを行う．このときジスキネジアが出てきたらどうするかが難しい問題であるが，本人が気がつかない程度の軽度のジスキネジアはあっても差し支えないと思う．本人が気がついているが，あまり苦にしていないジスキネジアをどうするかが問題である．この程度のジスキネジアは家人は気がついている．できるだけそれ以上のジスキネジア（本人が苦痛を感じるほどのジスキネジア）に進まないことが大切である．この際，塩酸アマンタジンを除き，すべての抗パーキンソン病薬は，ジスキネジアを助長する方向に作用するということを銘記すべきであろう．

　すくみ足はできるだけオフ時間を少なくすることと，すくみ足を起こさないような歩き方の練習を毎日行うことが大切である（かかとから歩き，腕を振り，前を向いて歩く）．歩くときは全神経を足に集中させて歩き，他のことは考えない．また少なくとも片手は空けておく．

索　引

■あ

アーテン®　78, 117
アセチルコリン受容体ブロッカー
　　認知機能　123
　　副作用　128
アポモルヒネ　166
　　ウェアリングオフに対する効果
　　　166
　　血中濃度　167
　　腰折れに対する効果　166
　　副作用　166
アマンタジン　10, 33, 47, 65, 78, 176
　　PETによる検討　179
　　抗パーキンソン病効果　176
　　作用機序　180
　　ジスキネジアに対する効果　177
　　衝動抑制障害に対する影響　179
　　すくみ足に対する効果　178
　　認知機能への影響　179
　　副作用　181
　　薬物動態　180
アミノ酸トランスポーター　77
歩く練習　97
イストラデフィリン　10, 36, 65, 85
　　ウェアリングオフのある症例
　　　への効果　200
　　ウェアリングオフのない症例
　　　への効果　201
　　作用機序　200
　　副作用　201
痛み　13, 90
ウェアリングオフ　2, 6, 21, 41, 43,
　　54, 55, 58, 60, 66, 67, 80, 109
　　治療　82, 83

鬱状態　15, 93
エンタカポン　9, 33, 65
　　L-ドーパ血中濃度への影響　188
　　ジスキネジアに対する影響　191
　　その他の検討　192
　　副作用　190
　　臨床効果　ウェアリングオフの
　　　ない症例　189, 190

■か

覚醒障害　14, 92
過食　15
カテコール-O-メチル転移酵素
　　（COMT）阻害薬　84, 188
感覚障害　13, 90
嗅覚障害　13, 90
起立性低血圧　12, 88
空腸内L-ドーパ　112
グルタメートアンタゴニスト　182
幻覚　16, 24, 41, 58, 95, 110
幻聴　95
抗コリン薬　9, 64, 78, 85, 117
　　使用に関する私見　129
行動抑制障害　15, 94
興奮　17, 96
後方突進　19, 36, 40, 50, 51, 63
固縮　19, 36, 50, 58

■さ

ザイディスセレギリン　141
錯乱　17, 96
ジスキネジア　7, 21, 26, 41, 42, 43, 55,
　　58, 60, 61, 62, 66, 67, 80, 85, 109
　　処置　85
しびれ　13, 90

初期治療	73
食餌性低血圧	12, 89
食前投与	77
自律神経症状	11, 87
振戦	19, 36, 50, 58
振戦発症者	59
睡眠時無呼吸	14, 92
睡眠障害	13, 91
すくみ足	24, 41, 57, 79, 86
スタレボ®	8, 193
性機能	11, 88
精神症	17, 96, 111
精神症状	16, 95
性欲亢進	16, 95
セレギリン	9, 33, 65, 86, 135
L-ドーパ使用例に対する効果	
	136
L-ドーパ未使用例に対する効果	
	135
維持量	138
核医学	141
カテコール-O-メチルトランス	
フェラーゼ阻害薬	141
血圧	140
血小板ミトコンドリア	141
死亡率	139
すくみ足に対する効果	139
選択的セロトニン再取り込み	
抑制薬（SSRI）	141
認知機能	140
パーキンソン病に対する使用の	
私見	142
セロトニントランスポーター	81
セロトニンニューロン	81
線条体アセチルコリン性ニューロン	
	118
早朝時オフ	82
早朝歩行困難	82
ゾニサミド	10, 36, 65, 84, 197
作用機序	198

その他の作用	197
臨床効果	197

■た

大脳皮質のアセチルコリン	
ニューロン	122
中途覚醒	91
長時間作用型L-ドーパ	111
治療の進め方	72
低血圧	12, 88
動作緩慢	18, 36, 50, 51, 58, 63
ドネペジル	97
ドパミンアゴニスト	8, 32, 47, 64,
	75, 76, 78, 84, 152
ドパミンとアセチルコリンの	
アンバランス説	118
ドパミントランスポーター	80
ドパミンの再取り込み	59
ドプス®	10, 36
トリヘキシフェニジル	33, 47, 64, 85

■な

日常生活での注意	97
入眠障害	13, 91
認知症	17, 24, 42, 58, 96
ネビカポン	193
脳MRI	72

■は

パーキンソン病	
原因	73
初診時の対応	4
診断	4
経過	3
薬物治療の原則	4
発汗	12, 89
病的買い物	15, 94
病的食欲亢進	94
病的賭博	15, 94
疲労	15, 94

不安	72
不安状態	14, 93
プラミペキソール	152
L-ドーパ血中濃度への影響	156
L-ドーパ使用例に対する効果	153
L-ドーパ未使用例に対する効果	152
鬱状態に対する効果	155
振戦に対する効果	154
線条体ドパミントランスポーターへの影響	156
体重への影響	156
認知機能への影響	156
病的賭博に対する影響	156
疲労に対する効果	155
副作用	154, 157
便秘	87
歩行障害	20, 36, 39, 50, 51, 58, 62

■ま

むくみ	12, 89
むずむず脚症候群	14, 91
妄想	17, 96
モノアミン酸化酵素B阻害薬	76, 78, 82, 83, 135

■や

夜間頻尿	11, 88
薬物濫用	16, 95, 110
予後	59, 63, 64, 65, 67

■ら

ラサギリン	142
L-ドーパ使用例に対する効果	144
L-ドーパ未使用例に対する効果	142
非運動症状に対する効果	145
ラザベミド	142
乱暴行為	17, 96
ロチゴチン	162
L-ドーパ使用例に対する効果	163
L-ドーパ未使用例に対する効果	162
消化器系副作用に対する効果	165
心機能への影響	165
睡眠と早朝のオフ症状に対する効果	164
非運動症状への効果	165
副作用	163
ロピニロール	158
L-ドーパ使用例に対する効果	160
L-ドーパ未使用例に対する効果	158
血中濃度	161
睡眠および早朝のオフ症状に対する効果	161
線条体フルオロドーパ取り込みに対する影響	161
副作用	160, 161

■B

binge eating	94

■D

drug abuse	95

■E

executive dementia	97

■F

festination	87

■H

Hoehn & Yahr 重症度	19, 28, 46, 58, 66

hypersexuality	95

I

intractable dyskinesia	85

L

L-ドーパ	108
効果不十分	79
使用量	30
不随意運動	128
吸収	77
半減期	59
服用回数	59, 64
未使用例に対する効果	135
L-ドーパ製剤	5, 47
食前投与	76
頻回投与	82
用量	75

M

MAOB 阻害薬	76, 78, 82, 83, 135

Meynert 基底核	95, 117, 122
MIBG	72

P

Parkinson's disease with dementia (PDD)	97
pathological gambling	94
pathological shopping	94
psychosis	111
punding	16, 95, 110

R

REM 睡眠行動障害	14, 91

S

Sudden Onset of Sleep (SOS)	92

T

Trihexyphenidyl	117, 125

パーキンソン病　発症機序に基づく治療 ©

発　行	2017年3月15日　1版1刷
著　者	水野　美邦
発行者	株式会社　中外医学社
	代表取締役　青木　滋
	〒162-0805　東京都新宿区矢来町62
	電　話　（03）3268-2701（代）
	振替口座　00190-1-98814番

印刷・製本／三報社印刷（株）　　　＜MS・SH＞
ISBN 978-4-498-22880-1　　　Printed in Japan

JCOPY　＜(社)出版者著作権管理機構　委託出版物＞

本書の無断複写は著作権法上での例外を除き禁じられています．複写される場合は，そのつど事前に，(社)出版者著作権管理機構（電話03-3513-6969，FAX 03-3513-6979，e-mail: info@jcopy.or.jp）の許諾を得てください．